DR. RER. NAT. KATHRIN KOLL | DR. MED. U'
ANGELIKA WAGNER-BERTRAM

GEMMOTHERAPIE

Heilen mit Knospen

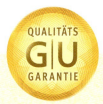

DIE GU-QUALITÄTSGARANTIE

Wir möchten Ihnen mit den Informationen und Anregungen in diesem Buch das Leben erleichtern und Sie inspirieren, Neues auszuprobieren. Bei jedem unserer Produkte achten wir auf Aktualität und stellen höchste Ansprüche an Inhalt, Optik und Ausstattung.
Alle Informationen werden von unseren Autoren und unserer Fachredaktion sorgfältig ausgewählt und mehrfach geprüft. Deshalb bieten wir Ihnen eine 100 %ige Qualitätsgarantie.

Darauf können Sie sich verlassen:
Wir legen Wert darauf, dass unsere Gesundheits- und Lebenshilfebücher ganzheitlichen Rat geben. Wir garantieren, dass:
- alle Übungen und Anleitungen in der Praxis geprüft und
- unsere Autoren echte Experten mit langjähriger Erfahrung sind.

Wir möchten für Sie immer besser werden:
Sollten wir mit diesem Buch Ihre Erwartungen nicht erfüllen, lassen Sie es uns bitte wissen! Wir tauschen Ihr Buch jederzeit gegen ein gleichwertiges zum gleichen oder ähnlichen Thema um. Nehmen Sie einfach Kontakt zu unserem Leserservice auf. Die Kontaktdaten unseres Leserservice finden Sie am Ende dieses Buches.

GRÄFE UND UNZER VERLAG. *Der erste Ratgeberverlag – seit 1722.*

THEORIE

Die Heilkraft der Knospen   5

GEMMOTHERAPIE – GESUND DURCH KNOSPEN   7

Eine neue Therapie stellt sich vor   8
Gemmotherapie – neue Therapie in der Naturheilkunde   9
Wie werden Gemmoextrakte hergestellt?   12
Was macht Knospen so wertvoll?   15
Die Wirkstoffe in den Knospen   16
Wo werden die Mittel eingesetzt?   20
Extra: Gemmoextrakte anwenden   23

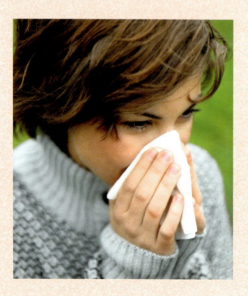

PRAXIS

DIE 20 HEILPFLANZEN DER GEMMOTHERAPIE   25

Pflanzenporträts von A bis Z   26
Edeltanne   27
Eiche   28
Esche   30
Esskastanie   31
Feigenbaum   33
Hasel   34
Heckenrose   35
Heidelbeere   37
Himbeere   38
Mammutbaum   39
Olivenbaum   41
Preiselbeere   42
Rosmarin   44
Schwarze Johannisbeere   46
Silberbirke   47
Silberlinde   49
Wacholder   50
Walnussbaum   52
Weinrebe   53
Wolliger Schneeball   54

MIT GEMMOEXTRAKTEN BEHANDELN   57

Krankheitsporträts von A bis Z   58
Allergien und Heuschnupfen   59

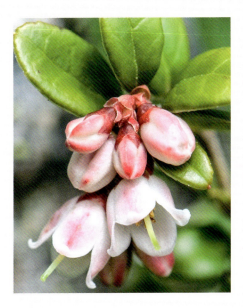
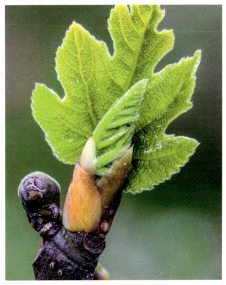

Arthritis und Arthrose	60
Extra: Zusätzliche Therapieformen	61
Asthma bronchiale	62
Blasenentzündung	63
Bronchitis	64
Depressive Verstimmung	65
Diabetes mellitus	67
Durchblutungsstörungen	68
Extra: Erkältungszeit ist Gemmozeit	70
Erschöpfung	72
Fettstoffwechselstörungen	72
Gicht	74
Hautbeschwerden	75
Konzentrationsstörungen	77
Magenbeschwerden	78
Osteoporose	79
Schlafstörungen	81
Extra: Entgiften mit Knospentherapie	82
Übergewicht	84
Venenerkrankungen	85
Verdauungsbeschwerden	86
Wechseljahresbeschwerden	87
Zyklusstörungen	88
Extra: Gemmotherapie bei Kindern	90

SERVICE

Bücher, die weiterhelfen	92
Adressen, die weiterhelfen	92
Register	93
Impressum	95

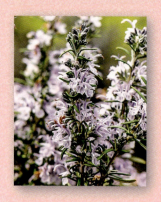

DR. RER. NAT. KATHRIN KOLL
Apothekerin

DR. MED. ULRIKE KEIM
Fachärztin für Innere Medizin

ANGELIKA WAGNER-BERTRAM M. A.
Heilpraktikerin

»Der Mensch kann nicht
von der Natur, seiner sozialen
Umgebung und seiner Umwelt
isoliert werden, denn in der Natur
liegt der Schlüssel
zu seinem Gleichgewicht
und zur Wiederherstellung
seiner Gesundheit.«

DR. POL HENRY

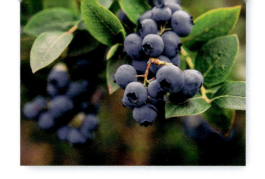

DIE HEILKRAFT DER KNOSPEN

Es gibt zahlreiche naturheilkundliche Therapien, die dem Menschen Linderung verschaffen. Die Kunst ist es, für sich das Richtige auszuwählen, denn jeder Mensch ist ein Individuum und somit einzigartig in seinem Wesen, aber auch in seiner Gesundheit. Hinzu kommt, dass wir in einer sich sehr schnell wandelnden Gesellschaft leben und sich die gesundheitlichen Problemstellungen ebenso rasant verändern.
Die Gemmotherapie ist eine neue Form der Pflanzenheilkunde, bei der Extrakte aus Knospen eingesetzt werden, die regenerativ und ausgleichend wirken. Da Knospen von frischen Pflanzen verwendet werden, sind die Extrakte reich an wertvollen Pflanzeninhaltsstoffen, aber auch an Energie, deshalb beeinflussen die Gemmoextrakte sowohl die körperliche als auch die seelische Ebene.
In diesem Buch stellen wir Ihnen diese besondere Knospentherapie vor. Sie lernen die einzelnen Pflanzen und ihre Wirkung kennen, außerdem die gängigsten Symptome, bei denen Sie die Extrakte einsetzen können. Neben den passenden Mitteln der Gemmotherapie nennen wir weitere Arzneimittel sowie bewährte Hausmittel und weitere Tipps, die sich gut mit den Extrakten kombinieren lassen.
Grundsätzlich ist es sinnvoll, zu lernen, seinen Körper zu verstehen und auf die Signale zu hören. Nur so entwickeln Sie ein Gespür dafür, wann Sie einen Arzt oder Heilpraktiker konsultieren sollten und welche Symptome Sie selbstständig zum Abklingen bringen oder sogar lösen können. Je mehr Erfahrung Sie gewinnen, desto besser können Sie sich und Ihrer Familie helfen.

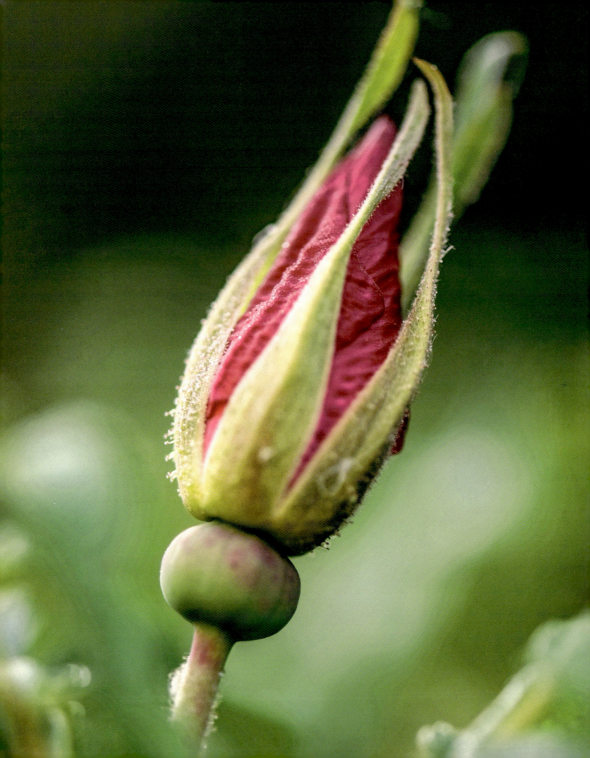

GEMMOTHERAPIE – GESUND DURCH KNOSPEN

KNOSPEN SIND KLEINE KRAFTPAKETE, VOLLGEPACKT MIT EINER FÜLLE AN HEILKRÄFTIGEN WIRKSTOFFEN. WIE SIE DIESE WUNDERWERKE FÜR IHRE GESUNDHEIT NUTZEN KÖNNEN, ERFAHREN SIE AUF DEN FOLGENDEN SEITEN.

Eine neue Therapie stellt sich vor............................. **8**

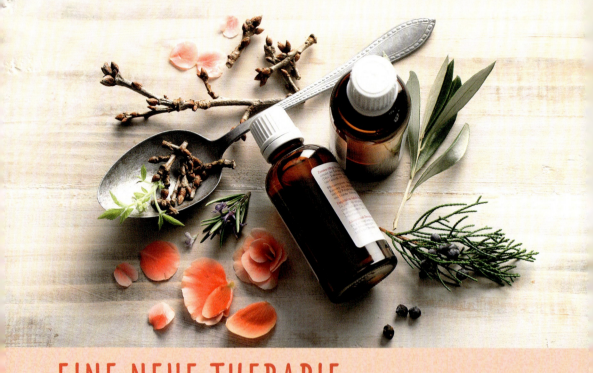

EINE NEUE THERAPIE STELLT SICH VOR

Sie interessieren sich für die Naturheilkunde und haben pflanzliche und / oder homöopathische Mittel bei leichteren Beschwerden auch schon bei sich selbst angewendet? Dann möchten Sie sicher auch wissen, was sich hinter »Gemmotherapie« versteckt. In diesem Kapitel wollen wir Ihnen diese neue Therapieform vorstellen.
In Frankreich und Belgien kennt man die Gemmotherapie schon seit den 1950er-Jahren, auch in der Schweiz und in Österreich ist sie bereits etabliert. In Deutschland ist die Gemmotherapie noch eine relativ junge Therapieform, doch die Heilmittel, die sogenannten Gemmoextrakte, werden auch hierzulande zunehmend von naturheilkundlich arbeitenden Ärzten, Heilpraktikern und Apothekern in die Therapien eingebunden. Seit 2012 sind 20 Gemmotherapeutika auf dem deutschen Markt erhältlich.

Gemmotherapie – neue Therapie in der Naturheilkunde

Die Gemmotherapie wird dem Bereich der Pflanzenheilkunde oder Phytotherapie zugeordnet (zum Begriff »Gemmotherapie« siehe Info unten). Beiden Therapieformen ist gemeinsam, dass die eingesetzten Heilmittel aus Pflanzen hergestellt werden. Doch während bei der klassischen Phytotherapie meistens Rinde, Blüten, Blätter oder auch die ganze Pflanze in getrocknetem Zustand für Tees, Tinkturen, Abkochungen oder Kaltwasserauszüge verwendet werden, nutzt man für die Gemmotherapie Auszüge der frischen Knospen, Triebspitzen (Schösslinge, Sprosse) oder Wurzeltriebe bestimmter Pflanzen, von der Birke den Baumsaft.

Alte »neue« Therapie

Dass Knospen und Triebspitzen von Pflanzen besonders wertvoll sind, ist nicht neu. Sie dienen bereits seit Menschengedenken in der traditionellen europäischen Volksmedizin als Heilmittel bei Erkältungskrankheiten oder Hautleiden und gehörten früher regelmäßig zur Nahrung des Menschen. Auch heute sind Knospen aus vielen Gerichten nicht wegzudenken ▶ siehe Seite 15 (Info). Der Einsatz von Knospen ist nur wenig dokumentiert. Auch konnten sie sich aufgrund der begrenzten Verfügbarkeit und Haltbarkeit gegenüber getrockneten Zubereitungen wie Teekräutern kaum durchsetzen.

Einen sehr frühen Beweis für die Anwendung von Knospen als Heilmittel liefert Plinius der Ältere (24–79 n. Chr.), einer der bedeutendsten Gelehrten seiner Zeit. In seinem 37-bändigen Werk zu den Naturwissenschaften und zur Medizin, »Historia naturalis«, beschreibt er unter anderem die einzelnen Pflanzen, Bäume und ihre Knospen vor allem des mitteleuropäischen Raums, die er als Offizier und Verwalter in verschiedenen römischen Provinzen kennengelernt hatte. Besonders fasziniert war er von der stämmigen Eiche, die er vielfach beschrieben hat. Beispielsweise erwähnte er ihre Kügelchen oder Kätzchen (also die Knospen) vermischt mit Bärenfett als Haarwuchsmittel.

INFO

DEFINITION VON GEMMOTHERAPIE

Der Begriff »Gemmo« leitet sich von dem lateinischen Wort »gemma« ab, was »Knospe«, »Knopf« oder »Auge« bedeutet. Die Gemmotherapie ist also die Behandlung von Krankheiten mit Knospen und jungem, frischem Gewebe der Pflanzen.
Auch in der Mineralienkunde gibt es den Begriff »Gemmo«, hier steht er für »Edelstein«. Die Edelsteinkunde heißt jedoch Gemmologie.

Auch Hildegard von Bingen (1098 – 1179), eine Universalgelehrte des Mittelalters, kannte Knospen als Heilmittel. In ihrem Werk »Physica«, dem »Buch über das innere Wesen (Beschaffenheit und Heilkraft) der verschiedenen Kreaturen und Pflanzen«, beschrieb sie unter anderem die heilsame Wirkung von Apfelknospenöl bei Migräne und empfahl junge Apfelbaumblätter, »wenn sie zur Frühlingszeit beim ersten Sprießen sind«, als Augenmittel.

Stark geprägt wurde die Medizin im europäischen Raum von dem Schwyzer Arzt und Reformator der Medizin, Theophrastus Bombastus von Hohenheim, genannt Paracelsus (1493 – 1541). Er stellte erstmals die unterschiedliche Wirkung der einzelnen Pflanzenteile dar und erkannte bereits, dass Rinde, Blätter, Wurzeln oder Knospen ganz »ungleich« sind und verschiedene »Tugenden«, gemeint sind Eigenschaften, haben.

Auf die unterschiedlichen Entwicklungsstufen der Pflanzen ging auch Johann Wolfgang von Goethe (1749 – 1832) in seiner Basisarbeit »Die Metamorphose der Pflanzen« ein. Ein über die Jahrhunderte bewährtes Heilmittel sind die Knospen von Pappeln. Pedanios Dioskurides, ein griechischer Arzt und Wegbereiter der Pharmakologie, der im 1. Jahrhundert n. Chr. lebte, erwähnte sie als einer der Ersten. Das Rezept einer Salbe aus Pappelknospen ist in der »Oeconomischen Encyclopädie« des deutschen Arztes und Naturwissenschaftlers J. G. Krünitz (1728 – 1796) überliefert, einer der ältesten Enzyklopädien des deutschen Sprachraums. Für die Pappelpomade oder Unguentum populeum wurden ein Teil frische Pappelknospen und zwei Teile Schweineschmalz schwach erwärmt, bis die Feuchtigkeit verdunstete. Nach dem Abseihen entstand eine blassgrüne Salbe, die vielfach zur Wundheilung eingesetzt wurde, aber auch gegen Hämorrhoiden helfen sollte.

Die Verwendung von Knospen und jungen Trieben als Heilmittel ist nicht auf den europäischen Raum beschränkt. Auch die Traditionelle Chinesische Medizin setzt Knospen ein, jedoch überwiegend in Teezubereitungen mit teilweise giftigen Pflanzen.

Die moderne Gemmotherapie

Da es früher kaum Möglichkeiten der Haltbarmachung gab, war die Verfügbarkeit von Heilmitteln aus Knospen und Triebspitzen auf das Frühjahr begrenzt. Dies sollte sich erst in der Neuzeit ändern.

In den 1950er-Jahren wurde diese traditionelle Form der Knospentherapie in Frankreich und Belgien wiederbelebt. Es wurden besonders schonende Verfahren der Herstellung entwickelt ▶ **siehe Seite 12**, bei der die sensiblen Wirkstoffe der Pflanzen erhalten bleiben und haltbar gemacht werden konnten. Seitdem erfreut sich die Gemmotherapie zunehmender Beliebtheit in Europa und hat mittlerweile einen festen Platz in der Naturheilkunde gefunden.

EINE NEUE THERAPIE STELLT SICH VOR

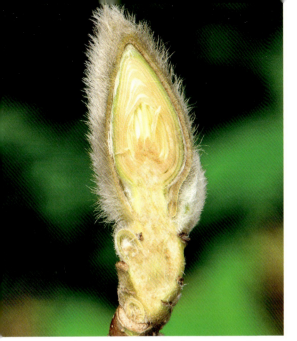

Undifferenzierte Zellen im Knospengewebe waren die Basis von Dr. Henrys Untersuchungen.

DR. POL HENRY – BEGRÜNDER DER GEMMOTHERAPIE

Die moderne Form der Gemmotherapie mit Fertigpräparaten geht zurück auf den belgischen Arzt Dr. Pol Henry (1918 – 1988). Zu seiner Zeit war die sogenannte Frischzellentherapie Mode. Dabei bekamen Patienten mit chronischen Krankheiten oder Altersbeschwerden Zellpräparate von Tieren gespritzt. Man erhoffte sich, dass die alten Zellen gegen die neuen jungen ersetzt würden. Dieser neue medizinische Ansatz inspirierte Dr. Henry. Er wollte eine Frischzellentherapie aus jungen Pflanzenzellen entwickeln, um Tierversuche zu vermeiden. Er hatte in der Natur beobachtet, dass Tiere bestimmte Knospen fraßen, um zu gesunden. Um 1960 begann er mit der gezielten Forschung an pflanzlichem Embryonalgewebe, das heißt an Gewebe von frischen, im Wachstum befindlichen Pflanzenteilen. Dieses Gewebe, botanisch Meristem genannt, enthält pflanzliche Stammzellen, sogenannte undifferenzierte Zellen, die noch nicht die typischen Merkmale eines bestimmten Gewebes tragen. Deshalb können sich Stammzellen zu unterschiedlichen Gewebearten entwickeln. Die erste einzelne Knospe, die Dr. Henry untersuchte, stammte von der Birke (*Betula pubescens*). Er stellte fest, dass ein Extrakt aus den Knospen besondere Abwehrzellen (Makrophagen) in der Leber stimuliert und somit ausleitend wirkt.

In zahlreichen weiteren Untersuchungen über Mechanismen, mit denen sich Pflanzen gegen Fressfeinde schützen und ihr Wachstum regulieren, konnte Dr. Henry belegen, dass das teilungsaktive, embryonale Gewebe der Pflanzen das Maximum an Energie und Informationen für die Entwicklung der Pflanze enthält. Gibt man diese Informationen in den menschlichen Körper, so ist es möglich, dort fehlgesteuerte Informationen zu reparieren und zu regenerieren. Damit wird ein Heilungsprozess angestoßen.

Diese Erkenntnis war die Basis seiner Therapie, die er »Phytembryothérapie« nannte, übersetzt etwa »pflanzliche Stammzelltherapie«. Zunächst ging er daran, eine geeignete

Methode zu finden, um diese wirksamen Stoffe aus dem Embryonalgewebe herauszulösen, zu extrahieren. Dies gelang ihm durch eine besonders schonende Aufbereitung von Knospen und jungen Trieben in drei verschiedenen Lösungen ▸ siehe Seite 13. Die dabei entstehenden Mazerate (Auszüge aus Kräutern) enthalten die »Essenz« der Pflanzen mit allen Inhaltsstoffen. Mithilfe der Protein-Elektrophorese, einer Methode, um Eiweiße (Proteine) voneinander zu trennen, analysierte Dr. Henry die Zusammensetzung der Mazerate. Zudem untersuchte er die Effekte, die durch die Einnahme der Mazerate entstehen. Die von ihm entwickelte Herstellungsmethode ging in das französische Arzneibuch ein und wurde 2011 in das Europäische Arzneibuch übernommen. Arzneibücher enthalten die allgemeingültigen Herstellungsverfahren für Arzneimittel. Gemmoextrakte in Deutschland werden nach dem Europäischen Arzneibuch hergestellt. Seine Erkenntnisse veröffentlichte Dr. Henry 1970 in seinem Buch »Phytembryothérapie« ▸ siehe Seite 92.

WEITERE WEGBEREITER DER GEMMOTHERAPIE

Den heute gebräuchlichen Namen Gemmotherapie prägte Dr. Max Tétau (1927 – 2012), ein französischer Homöopath. Er entwickelte die Gemmotherapeutika weiter und veröffentlichte diverse Bücher und Schriften, unter anderem den Clinical Guide, ein Nachschlagewerk über die Pflanzenextrakte und ihre Wirkungen. Der Homöopath Dr. O. A. Julian (1910 – 1984) und der Arzt Dr. Flament, beide aus Frankreich, führten standardisierte biologische Methoden in die Gemmotherapie ein, das heißt Methoden unter genau definierten Bedingungen, wodurch sie auch von anderen nachgestellt werden können und somit vergleichbar sind. Der italienische Arzt und Homöopath Dr. Fernando Pitera, derzeit einer der führenden Wissenschaftler im Bereich der Gemmotherapie, schrieb ein 800 Seiten starkes Gemmotherapie-Kompendium mit Monographien von Heilpflanzen in der Gemmotherapie. Enthalten sind die Beobachtungen der Wirkweisen der wichtigsten Gemmotherapeutika. Inzwischen liegen etliche wissenschaftliche Studien, Untersuchungsergebnisse und Bücher zur Gemmotherapie vor, die meisten jedoch in französischer oder englischer Sprache.

Wie werden Gemmoextrakte hergestellt?

Wie bereits erwähnt, geht das besonders schonende Herstellungsverfahren der Gemmoextrakte auf Dr. Henry zurück. Dabei wird ein Komplettextrakt gewonnen, der die gesamte Vielfalt der aktiven Verbindungen in der Pflanzenknospe enthält. Die frischen Knospen, Trieb- oder Wurzelspitzen werden während ihrer Teilungsphase, also zur Hauptwachstumszeit im Frühjahr, von Hand gepflückt. Dabei wird selbstverständlich von jeder Pflanze nur ein begrenzter Teil der Knospen geerntet, um das weitere Leben der Pflanze nicht zu gefährden. Man kann sich vorstellen, wie viele Pflanzen notwendig sind, um die nötige Menge an wertvollen Knospen zu erhalten. Die Ernte ist deshalb sehr zeit- und kostenintensiv. Alle Pflanzen stammen aus Wildsammlungen oder aus dem Bio-Anbau.

Die Heilkraft herauslösen

Die Pflanzenteile werden sofort nach der Ernte in eine Glycerol-Ethanol-Mischung gelegt. Glycerol, ein Zuckeralkohol, ist nötig, um die fettlöslichen Inhaltsstoffe in Lösung zu bringen. Durch den vergleichsweise geringen Ethanolgehalt bleiben auch sehr empfindliche Wirkstoffe wie zum Beispiel Aminosäuren und Enzyme erhalten, denn gerade diese machen das spezielle Wirkspektrum des späteren Extraktes aus ▶ **siehe Seite 16**. Bei konventionellen alkoholischen Auszügen, die bis zu 90 Prozent Ethanol enthalten, gingen diese Stoffe verloren. Nach dem Abfiltrieren der festen Bestandteile werden die Mazerate (Auszüge) mit gereinigtem Wasser (es enthält keine Fremdstoffe) im Verhältnis 1 : 10 verdünnt. Gemmoextrakte sind also Glycerol-Alkohol-Wasser-Extrakte und enthalten somit sehr viel weniger Alkohol (18 bis 33 Volumenprozent) als klassische Pflanzenextrakte.

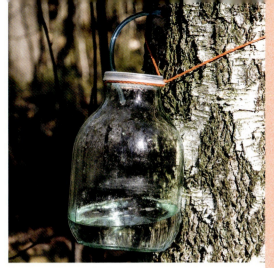

Aus dem Baumsaft der Birke werden die Inhaltsstoffe für den Gemmoextrakt herausgelöst.

Die Herstellung der Extrakte ist im Europäischen Arzneibuch beschrieben und wird genauestens eingehalten.

Die Gemmoextrakte enthalten messbar viele der wertvollen Inhaltsstoffe, um wirksam zu sein. Mithilfe von pharmazeutischen Untersuchungsmethoden wie der Dünnschichtchromatografie (physikalisch-chemisches Trennverfahren zur Untersuchung der Bestandteile von Lösungen) konnte gezeigt werden, dass die Inhaltsstoffe in den Knospen tatsächlich deutlich höher konzentriert sind als in anderen Pflanzenteilen, die üblicherweise in der Pflanzenheilkunde verwendet werden. Auch klinische Untersuchungen konnten belegen, dass sich die Effekte mit den Knospenextrakten deutlich unterscheiden zu den Effekten mit Extrakten aus anderen Pflanzenteilen.

QUINTESSENZ DER UNTERSUCHUNGEN

Die Idee, die im Grunde schon Paracelsus hatte, nämlich, dass sich das Embryonalgewebe von Knospen in Inhaltsstoffen und Wirkung von anderen Pflanzenteilen unterscheidet, konnte bestätigt werden. Auch zeigte sich, dass der Gemmoextrakt der einzelnen Pflanzen aufgrund der unterschiedlichen Inhaltsstoffe teilweise eine andere Wirkung hat. Während zum Beispiel der Extrakt des Wolligen Schneeballs ▶ siehe Seite 54 hilfreich bei Husten ist, kann der Gemmoextrakt der Schwarzen Johannisbeere ▶ siehe Seite 46 unterstützend bei Heuschnupfen eingesetzt werden. Das Embryonalgewebe in den Knospen unterscheidet sich also nicht nur vom übrigen Gewebe der Pflanze, sondern auch von Pflanze zu Pflanze.

Welche Pflanzen kommen zum Einsatz?

Häufig finden Knospen von Bäumen und Sträuchern in der Gemmotherapie Verwendung. Die Gemmoextrakte werden überwiegend aus traditionellen europäischen Heilpflanzen gewonnen, die den Menschen seit Jahrtausenden als Nähr- und Heilmittel begleiten. Ihre Heilwirkung ist schon lange bekannt. Knospen und Embryonalgewebe dieser Pflanzenarten sind ungiftig.
Viele Bäume, von denen die Knospen gesammelt werden, haben in unserem Kulturraum eine mythologische Bedeutung. So ist die Linde der Göttin Frigga / Frija geweiht, die Eiche dem Gott Donar. Unter Linden hielt man Gericht oder tanzte in den Mai. Von alters her werden ihnen besondere Eigenschaften zugeordnet. So wusste man in der Volksheilkunde um die beruhigende Wirkung der Linde, um die stärkende Kraft der Eiche oder um die lichtbringenden, also aufhellenden Eigenschaften der Birke. Auch die entzündungshemmende Wirkung der Beerensträucher Heidelbeere und Preiselbeere auf die Harnwege oder der Himbeere auf die Augen war bereits bekannt. Tatsächlich kommen diese Pflanzen auch heute noch wegen dieser pharmakologischen Eigenschaften zum Einsatz.
Auch viele Wildtiere wie Rehe oder Nager fressen Knospen und Triebspitzen, wenn sie sich nicht gut fühlen.

BEISPIEL WACHOLDER

Die kräftig schmeckenden Wacholderbeeren liegen vermutlich in jedem Gewürzschrank und dienen als verdauungsfördernde Zutat gerade bei schwerem Essen. Wacholder gilt als den Magen wärmend, deshalb wird er als Schnaps nach dem Essen getrunken. Die Beeren regen außerdem die Nierentätigkeit an. Bereits Hippokrates setzte Wacholderbeeren und -zweige äußerlich bei Wunden, innerlich bei schweren Geburten und Wasseransammlungen ein.
Der Gemmoextrakt der Knospen zeigt zwar nicht den wacholdertypischen Geschmack, er wird aber ebenfalls zur Unterstützung der

Nieren eingesetzt. Aufgrund der entsäuernden Wirkung hilft der Knospenextrakt jedoch auch bei Gelenkbeschwerden.
In der vorderen Innenklappe und ab Seite 27 stellen wir Ihnen die Pflanzen vor, aus denen die in Deutschland gebräuchlichen Gemmoextrakte gewonnen werden. Die wissenschaftlichen Namen entsprechen nicht den heute üblichen Namen, sondern sind aus der Tradition entstanden.

INFO

KNOSPEN IN DER KÜCHE

Knospen und Triebspitzen wurden und werden nicht nur zu Heilzwecken eingesetzt. Auch in der Küche gibt es schmackhafte Rezepte mit Knospen. Sie wurden frisch verzehrt oder eingelegt. Aus den Triebspitzen von Tanne oder Fichte wurde Bier hergestellt oder sie wurden zu Sirup oder Gelee verkocht. Und heute? Wer kennt nicht die würzigen Kapern, die eingelegten Blütenknospen des Kapernstrauches? Viele Süßspeisen oder orientalische Gerichte sind ohne die Zutat Nelken, die getrockneten Knospen des Nelkenbaums, nicht zu denken. Und Gerichte mit Sprossen sind wohl jedem aus der asiatischen Küche bekannt.

Was macht Knospen so wertvoll?

Jedes Jahr im Frühjahr sind wir wieder fasziniert: Gestern noch war alles grau und kahl und heute erstrahlt die Natur in frischem Grün. Innerhalb von vier Wochen trägt sie ein neues Kleid. Nach der Ruhephase des Winters kommt es im Pflanzenreich im Frühjahr zu einem sprunghaften Wachstum. Das Embryonalgewebe ▸ **siehe Seite 11** an der Spitze der Knospen, das aus noch nicht spezialisierten Zellen besteht, wandelt sich unter dem Einfluss von Licht, Wärme und Wasser innerhalb kürzester Zeit in Blatt- und Blütengewebe um. Im weiteren Verlauf entstehen ganze Zweige, Äste und Früchte. Das heißt, dass Zellverbände, die noch alles können (Embryonalgewebe), zu extremen Spezialisten werden und nur noch Zellen für Blüten- oder Blattgewebe hervorbringen. Die Knospen bilden sich jedoch nicht erst im Frühjahr, sondern sie werden schon rund ein halbes Jahr vorher von der Pflanze angelegt. Sie sind mit allen Nährstoffen ausgestattet, die die Pflanze für ihre eigene Regeneration im kommenden Jahr benötigt. Deshalb findet die Bildung der Knospen zu einer Zeit statt, wenn ausreichend Sonnenlicht, Wasser und Nährstoffe zur Verfügung stehen. Jetzt hat die Pflanze genug Kraft, um eine Vielzahl von Inhaltsstoffen in den Knospen zu speichern, die für das weitere Wachstum nötig sind. Zum Schutz vor den

Witterungseinflüssen vor allem im Winter sind die Knospen mit einer dicken schuppigen Schicht oder mit einem Deckblatt eingehüllt. Bei genügend Sonnenlicht und Wärme pumpt die Pflanze Wasser in die Knospen und unter dem Einfluss von besonderen Inhaltsstoffen, den pflanzlichen Hormonen (Phytohormonen), kommt es zu einem schnellen Wachstum. Die Knospen werden förmlich gesprengt und die jungen Blätter entfalten sich. Der neue Zyklus beginnt. Das Gewebe enthält also nicht nur das gesamte genetische Programm der späteren Pflanze, sondern auch die für das sprunghafte Austreiben der Pflanze notwendigen Wirkstoffe. Und wie Sie bereits auf Seite 13 lesen konnten, sind diese Wirkstoffe in viel höherer Konzentration enthalten als in anderen Pflanzenteilen. Deshalb bezeichnet man Knospen auch als das »Lebendigste« der Pflanze. Außerdem enthalten die gerade austreibenden Knospen im Teilungsgewebe reichlich Proteine (Eiweiße), die in der späteren Pflanze kaum mehr vorkommen. Genau diesen überreichen Cocktail an Wirkstoffen macht man sich in der Gemmotherapie zunutze.

Auch sehr langlebige Bäume wie die Eiche, die bis zu 1000 Jahre alt werden kann, oder der Methusalem unter den Bäumen, der Mammutbaum ▶ siehe Seite 39, sind noch in der Lage, junges, vollkommen intaktes, teilungsfähiges Gewebe zu bilden und sich damit sozusagen selbst zu verjüngen.

Die Wirkstoffe in den Knospen

Welche Stoffe sind nun für die enorme Fähigkeit des Wachstums in Knospen und Trieben verantwortlich? Schließlich vermehren Knospen ihre eigene Masse um ein Vielfaches innerhalb kürzester Zeit. Und wer kontrolliert, dass diese Prozesse in der Pflanze regelgerecht ablaufen?

Phytohormone

Sie regeln das Wachstum der Pflanzen und die Differenzierung von Zellen.

Auxine fördern das Streckungswachstum von Stängeln und Wurzeln, lassen Knospen aufbrechen und sorgen für die Reifung der Pflanze. Da Auxine die Bildung von Stoffen fördern, mit denen sich die Pflanzen gegen Fressfeinde wehren, werden ihnen auch krankheitsabwehrende Eigenschaften nachgesagt. Das heißt, dank der Auxine findet nicht nur Wachstum statt, sondern die Pflanzen sind auch gegen Befall mit Bakterien, Pilzen oder Viren geschützt.

Gibberelline sorgen für das regelrechte Längenwachstum, indem sie die Zellteilung und Zellstreckung steigern. Außerdem sind sie unter anderem dafür zuständig, dass sich die oberirdischen Teile der Pflanze zum Licht hin ausrichten.

Cytokinine steigern die Proteinsynthese und dadurch die Zellteilung, fördern die Knospenbildung und das Wachstum, verzögern das vorzeitige Welken der Pflanze und regulieren den Wasserhaushalt.

Abscisinsäure hemmt unter anderem das Längenwachstum des Sprosses, ist also ein Gegenspieler der wachstumsfördernden Phytohormone wie der Gibberelline ▶ **siehe Seite 16** und sorgt so dafür, dass die Pflanze nicht unaufhörlich wächst. Sie reguliert die Knospenruhe, hemmt die Samenkeimung und veranlasst die Speicherung von Proteinen (Eiweiß) in den Samen.

Inhaltsstoffe der Pflanzen

Die im Folgenden vorgestellten Substanzen in den Pflanzen haben einen großen Einfluss auf unseren Körper.

SEKUNDÄRE PFLANZENSTOFFE

Mit ihrer Hilfe wehren die Pflanzen Fressfeinde und schädliche Keime ab und locken bestäubende Insekten, Vögel und Fledermäuse an. Manche, wie die Flavonoide, schützen gegen UV-Strahlung. Sekundäre Pflanzenstoffe, vor allem Polyphenole, sind erst in den letzten Jahren in den Fokus der Wissenschaft gerückt. Lange glaubte man, dass diese sekundären, also zweitrangigen Stoffe für die Pflanzen zwar wichtig, doch für den Menschen uninteressant sind. In den Knospen sind sie zahlreich vorhanden.

Polyphenole: An ihrem Beispiel lässt sich gut aufzeigen, wie sehr die Wissenschaft geirrt hat, denn insbesondere für die Polyphenole sind mittlerweile viele positive Effekte bekannt. Heute gelten sie als besonders gesundheitsfördernd und sind in ihrer Wirkung den Vitaminen wahrscheinlich sogar weit überlegen.

- Polyphenole – hier vor allem die Flavonoide, die überwiegend an der Farbgebung der Pflanzen beteiligt sind, und die Tannine – sollen den Körper vor freien Radikalen schützen. Das sind aggressive Stoffe, die im Körper ständig bei der Verwertung der Nahrung (Stoffwechsel) zusammen mit Sauerstoff entstehen und die die Zellstrukturen zerstören können. Sie fallen aber zum Beispiel auch bei Sonnenlicht, in Stresssituationen oder bei Krankheiten vermehrt an. Da dabei Sauerstoff im Spiel ist, nennt man die Reaktionen Oxidation. Stoffe, die diese hochreaktiven freien Sauerstoffradikale unschädlich machen können, heißen Antioxidanzien.

- Wahrscheinlich können Polyphenole aber noch weit mehr. Im Jahr 2012 wurde von der Jacobs Universität Bremen an Polyphenolen aus grünem Tee nachgewiesen, dass sie das Telomer reparieren können. Das Telomer ist das Endstück eines Chromosoms, das mit jeder Zellteilung kürzer wird. Dadurch altert die Zelle. Hat das Telomer eine bestimmte Länge unterschritten, stirbt die Zelle, weil sie nicht mehr teilungsfähig ist. Die Polyphenole aus dem grünen Tee stabilisieren das Telomer. Dies wurde als kleine Sensation gefeiert, denn könnte man mithilfe der Polyphenole

auch die Telomere an den menschlichen Chromosomen stabilisieren, würden die Zellen nicht mehr sterben. Dies wäre dann ein echter Anti-Aging-Effekt.
- Polyphenole helfen auch bei der Entgiftung unseres Organismus, indem sie in unseren Ausscheidungsorganen, vor allem in der Leber, in den sogenannten Glutathionstoffwechsel eingreifen ▸ **siehe Seite 82**.

Enzyme: Sie sind an fast allen Stoffwechselprozessen beteiligt und helfen dabei, Proteine, Fette und Kohlenhydrate aufzuspalten, Vitamine oder Mineralstoffe aus der Nahrung zu verwerten und Giftstoffe abzubauen. Ein Mangel an Enzymen hat Stoffwechselstörungen zur Folge. Pflanzliche Enzyme werden bereits gezielt in der Medizin eingesetzt, zum Beispiel Bromelain, ein Enzym aus der Ananas, das bei Entzündungen oder Schwellungen verordnet wird.

Isoflavone: Dies sind meist gelblich gefärbte Pflanzenfarbstoffe. Sie sind hormonaktiv und haben eine schwache östrogenartige Wirkung (sogenannte Phytoöstrogene). Bekannt sind sie aus Soja.

Aminosäuren: Diese organischen Verbindungen spielen bei allen Stoffwechselvorgängen sowie beim Transport und bei der

INFO

GEMMOTHERAPEUTIKA SIND VOLL MIT VITALSTOFFEN

Gemmotherapeutika enthalten viele Vitalstoffe, die in unserer heutigen Nahrung leider zu selten vorkommen, früher aber durchaus zu unserem Nahrungsspektrum gehörten, etwa die sekundären Pflanzenstoffe ▸ **siehe Seite 17**. Zum Teil ist der Mensch sogar auf solche Vitalstoffe angewiesen. So können wir zum Beispiel Vitamin C im Gegensatz zu verschiedenen Säugetierarten nicht selbst herstellen. Wir müssen es mit der pflanzlichen Nahrung etwa über Obst und Gemüse zuführen. Dabei ist Vitamin C an sehr vielen wichtigen Stoffwechselprozessen beteiligt ▸ **siehe Seite 19**. Sekundäre Pflanzeninhaltsstoffe wie etwa die Polyphenole sind für den Organismus mindestens so wichtig wie Vitamine. Sie halten die Zellen teilungsfähig und so länger jung und gesund.

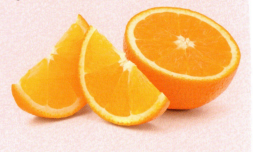

Speicherung von Nährstoffen eine eminent wichtige Rolle. Aus ca. 20 Aminosäuren sind die Proteine aufgebaut.

WEITERE INHALTSSTOFFE

Ätherische Öle: Diese leicht flüchtigen Stoffe verleihen den Pflanzen ihren typischen Geruch und werden in speziellen Öldrüsen gebildet. Sie enthalten sekundäre Pflanzenstoffe, die den Pflanzen helfen, Bestäuber anzulocken und Feinde fernzuhalten.
Bitterstoffe: Dazu gehören die verschiedensten Stoffgruppen, allen gemeinsam ist der bittere Geschmack. Sie wirken appetitanregend und verdauungsfördernd.
Chlorophylle: Die auch Blattgrün genannten grünen Farbstoffe benötigen die Pflanzen für die Fotosynthese. Bei dem Prozess wird Sonnenlicht in Energie umgesetzt. Chlorophylle fördern den Zellstoffwechsel und die Blutbildung und unterstützen das Immunsystem und die Gehirnfunktion.
Harze: Sie werden von Pflanzen, vor allem von Nadelbäumen, abgesondert und dienen in erster Linie dem Wundverschluss bei Verletzungen und dem Schutz der Knospen.
Kumarine: Sie verleihen manchen Pflanzen, etwa Waldmeister, einen typischen Geruch, der nach Verletzung der Zellen freigesetzt wird. In größeren Mengen aufgenommen sind sie schädlich. Aus Kumarinen werden blutverdünnende Medikamente hergestellt.
Mineralstoffe: Diese Nährstoffe kann unser Körper nicht herstellen, wir müssen sie mit der Nahrung aufnehmen. Sie sind wichtig für die Reizübertragung, die Funktion der Muskeln und den Flüssigkeitshaushalt, außerdem sind sie am Aufbau von Gewebe wie Knochen beteiligt. Je nach vorhandener Menge im Körper spricht man von Mengenelementen (mehr als 50 Milligramm pro Kilogramm Körpergewicht), etwa Kalzium, Kalium oder Magnesium, oder von Spurenelementen (weniger als 50 Milligramm pro Kilogramm Körpergewicht), zum Beispiel Zink oder Selen.
Organische Säuren: Dazu gehören Fruchtsäuren wie Zitronen- oder Apfelsäure und Ascorbinsäure. Sie haben antimikrobielle und antioxidative Wirkung.
Terpene: Sie sind der Hauptbestandteil der ätherischen Öle. Zu dieser Stoffklasse gehören Phytohormone wie die Gibberelline, Pigmente wie die Carotinoide oder Betulin in der Birkenrinde. Sie wirken antientzündlich und schmerzhemmend.
Vitamine: Diese Stoffe sind lebenswichtig für viele Stoffwechselprozesse, die Energiegewinnung, das Immunsystem und den Zellaufbau. Wir müssen sie mit der Nahrung aufnehmen. Besonders Vitamin C ist wichtig als Antioxidanz, für den Gefäßschutz, zur Kräftigung des Bindegewebes, zur Verbesserung der Kalzium- und Eisenaufnahme und zur Entgiftung. In der Leber unterstützt Vitamin C den Glutathionstoffwechsel ▶ siehe Seite 82, der elementar wichtig ist für die Entgiftung von Stoffen wie Umweltgiften.

Wo werden die Mittel eingesetzt?

Die Gemmotherapeutika können bei vielen funktionellen Beschwerden wie Wechseljahresbeschwerden oder nervlicher Überspanntheit eingesetzt werden. Sie regen die Selbstheilungskräfte des Körpers an, unterstützen das Immunsystem und regulieren die vitalen Funktionen der Zellen im menschlichen Organismus. Es entfaltet sich eine wohltuende regenerative Energie, die meist auch das Befinden positiv verändert. Manche Gemmoextrakte wirken allgemein aufbauend und vitalisierend, wie die aus Eiche oder Mammutbaum. Sie werden in der Regel über einen längeren Zeitraum eingesetzt. Andere Gemmoextrakte benötigt man nur kurzfristig, zum Beispiel zur Unterstützung der Schleimhäute bei Husten, Schnupfen oder bei einer Blasenentzündung.

Haupteinsatzgebiete

Besonders effektiv wirken die Gemmotherapeutika bei
- Problemen wie Stress und Erschöpfung bis hin zu Burnout in den ersten Phasen (siehe hintere Umschlagklappe).
- Frauenbeschwerden in jedem Alter, wie Zyklusunregelmäßigkeiten oder Wechseljahresbeschwerden ▸ siehe Seite 88, 87.
- Stoffwechselstörungen unserer modernen Gesellschaft wie Zucker- und Fettstoffwechselprobleme ▸ siehe Seite 72.

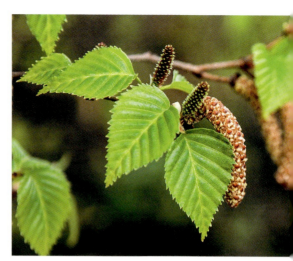

Der Gemmoextrakt aus der Birke ist ein wichtiges Ausleitungs- und Entgiftungsmittel.

- Allergien ▸ siehe Seite 59.
- Gelenkbeschwerden ▸ siehe Seite 60.
- Zur Reinigung und Regeneration des Organismus stehen entgiftende und entschlackende Gemmoextrakte zur Verfügung, die gezielt die ausleitenden Organe wie Leber, Nieren, Lymphe und Haut unterstützen ▸ siehe Seite 82.

Grenzen der Selbstmedikation mit Gemmoextrakten

Viele Erkrankungen können mit naturheilkundlichen Präparaten, Hausmitteln und Verfahren gut behandelt werden. Das gilt auch für die Gemmotherapie. Allerdings sollte Sie dies nicht davon abhalten, einen Arzt oder Heilpraktiker aufzusuchen, um

seine Meinung einzuholen. Oft eignet sich die Gemmotherapie nach Abklärung der Ursache als Zusatztherapie.
Es ist schwer, die Grenzen der Selbstmedikation allgemein zu beschreiben, denn jede Erkrankung äußert sich in anderen Symptomen, die differenziert zu bewerten sind. Aus diesem Grund sind bei jeder Indikation im dritten Kapitel dieses Buches ab Seite 58 Symptome beschrieben, bei deren Auftreten ein Arzt aufgesucht werden sollte. An einigen Beispielen möchten wir dies erläutern.

HEUSCHNUPFEN

Allergische Erkrankungen nehmen insgesamt zu. Die zusätzliche oder alleinige Therapie mit Schwarzer Johannisbeere ▸ siehe Seite 46 kann bei den quälenden Symptomen wie Juckreiz der Augen, Schnupfen und Niesreiz Erleichterung bringen.
Zum Arzt! Atemnot oder Schwellungen im Gesicht oder am Körper zeigen an, dass eine schwere allergische Reaktion vorliegt. In diesem Fall handelt es sich nicht mehr um Heuschnupfen, sondern um Asthma oder sogar einen allergischen Schock. Sollten Sie solche Symptome bei sich oder Angehörigen wahrnehmen, benötigen Sie unverzüglich die Hilfe eines Arztes oder Notarztes.

ERKÄLTUNGSKRANKHEITEN

Schnupfen, Husten, Heiserkeit werden oft durch sogenannte Rhinoviren verursacht. Solche Infekte können nicht durch Antibiotika therapiert werden. Sie dauern in der Regel etwa eine Woche und heilen oft von selbst ab. Mit naturheilkundlichen Präparaten wie den Gemmoextrakten lassen sich die Symptome lindern und bakterielle Infektionen vermeiden. Körperliche Schonung, Wickel und Auflagen sowie Inhalieren ergänzen die naturheilkundliche Therapie.
Zum Arzt! Die Schleimhäute können durch Viren so vorgeschädigt werden, dass sich im Anschluss ein bakterieller Infekt einstellt. Er macht sich bemerkbar durch höheres Fieber, sichtbare Beläge auf den Mandeln oder ein gelb-grünliches oder bräunliches Sekret aus der Nase oder den Bronchien. Spätestens jetzt sollten Sie einen Arzt aufsuchen, insbesondere wenn Kinder, alte Menschen oder Menschen mit Vorerkrankungen betroffen sind. Auch eine länger andauernde Heiserkeit sollten Sie ernst nehmen.

BRENNEN BEIM WASSERLASSEN

Symptome wie vermehrter Harndrang oder Brennen beim Wasserlassen zeigen meist einen beginnenden Harnwegsinfekt an. Oft leiden Mädchen und Frauen darunter. Gemmoextrakte aus der Preiselbeere ▸ siehe Seite 42 oder aus dem Wacholder ▸ siehe Seite 50 können die Heilung unterstützen.
Zum Arzt! Kommt Fieber hinzu, ist das ein Zeichen für einen aufsteigenden Infekt, dann kann das Nierenbecken betroffen sein. Sie sollten einen Arzt konsultieren. Das gilt auch bei Blut im Urin!

MAGEN-DARM-BESCHWERDEN

Eine Magenverstimmung, ein Reizmagen oder Reizdarmsyndrom können sehr unangenehm sein, gehen aber wieder vorbei.
Zum Arzt! Bei starken Beschwerden, wenn Beschwerden länger als 14 Tage anhalten oder immer wieder kommen, sollten Sie einen Arzt aufsuchen. Durchfälle können zu Wasserverlust und Herzrhythmusstörungen führen, insbesondere kleine Kinder und ältere Personen sind schneller von Komplikationen betroffen. Durchfall und Verstopfung im Wechsel können ein Zeichen für eine schwerere Erkrankung sein, auch Veränderungen des Stuhls, wie vermehrter Schleim oder Blutauflagerungen.

KOMBINATIONSMÖGLICHKEITEN MIT ANDEREN THERAPIEN

Ein Vorteil der Gemmoextrakte ist, dass sie als eigenständige sanfte Therapieform eingesetzt oder begleitend zu den konventionellen Medikamenten der Schulmedizin oder in Kombination mit anderen naturheilkundlichen Verfahren und Homöopathika verwendet werden können.

Gern wird die Gemmotherapie mit der Homöopathie kombiniert, weil sich so positive Effekte potenzieren lassen (Bürgi-Effekt, ▶ siehe Seite 59). Auch Dr. Max Tétau ▶ siehe Seite 12 setzte Gemmoextrakte und Homöopathika gemeinsam ein. Gemmomittel können auch zusätzlich zu Phytotherapeutika wie Teemischungen oder alkoholischen Auszügen eingenommen werden. Da in der Phytotherapie andere Pflanzenteile wie Stängel, Rinde oder Blüten verwendet werden, die oft eine andere Wirkweise haben als die Knospen, ergänzen sich beide Therapieformen ebenfalls nach dem Bürgi-Effekt. Wie Sie die Mittel dosieren, lesen Sie auf Seite 61. Therapeuten, die TCM, die Traditionelle Chinesische Medizin, praktizieren, schätzen ebenfalls die Gemmotherapie, denn die einzelnen Pflanzen und Extrakte wurden insbesondere den Wandlungsphasen dieser traditionellen Heilmethode zugeordnet.

WICHTIG

DÜRFEN SCHWANGERE GEMMO-MITTEL EINNEHMEN?

In der Schwangerschaft sollte grundsätzlich keine Selbstmedikation stattfinden. Eventuelle Auswirkungen können von einem Laien nicht abgesehen werden. Ein Stoff muss nicht giftig sein, kann aber zum Beispiel die Tätigkeit der Gebärmutter anregen und so zu Problemen führen. Deshalb sollten Schwangere die Extrakte von Himbeere, Rosmarin, Wolligem Schneeball und Wacholder vorsichtshalber nicht einsetzen. Wenden Sie sich bitte an einen erfahrenen Therapeuten!

GEMMOEXTRAKTE ANWENDEN

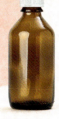

Die Gemmotherapeutika sind zu 100 Prozent biologische Naturprodukte und enthalten keine Konservierungsmittel, Farbstoffe oder andere Beistoffe.

DARREICHUNGSFORMEN

Gemmoextrakte sind in Deutschland in flüssiger Form zur oralen Einnahme in Apotheken und über das Internet erhältlich und kosten etwa 20 Euro. Sie schmecken leicht süßlich und enthalten nur wenig Alkohol. Die Krankenkassen zahlen eine Therapie mit Gemmomitteln in speziellen Fällen. Anwendung bei Kindern, siehe Seite 90/91.

EINNAHME UND DOSIERUNG

Die hohe Konzentration der Inhaltsstoffe ermöglicht eine geringe Einnahmemenge und eine hohe Ergiebigkeit der Lösungen.
Standarddosierung bei Einnahme als Einzelmittel (pur oder in Wasser) 2-mal 2 ml, bei Sprühpräparaten nach Packungsbeilage.
Mehrere Mittel: Eine Kombination mehrerer Gemmoextrakte ist möglich, als Richtwert gilt, nicht mehr als 3 Mittel zu kombinieren. Mischen Sie morgens und mittags jeweils 2 ml der Mittel mit 0,2 l warmem Wasser und trinken dies zwischen den Mahlzeiten.
Erhaltungsdosis ist die Dosis, die bei chronischen Krankheiten (zum Beispiel erhöhte Cholesterinwerte) zur Aufrechterhaltung der Symptomfreiheit nötig ist.

DAUER DER EINNAHME

Bei akuten Beschwerden: Die Anwendung sollte über eine Woche erfolgen. Sofern dann keine Besserung eintritt, ist ein Arzt oder Heilpraktiker aufzusuchen.
Bei chronischen Erkrankungen: Die Anwendung kann als Kur über 8 bis 12 Wochen erfolgen.
Langfristige Einnahme: Dagegen ist nichts einzuwenden, wenn die Regulierung von Stoffwechselprozessen wie zum Beispiel Fettstoffwechselstörungen erreicht wird. Lassen Sie aber die Laborwerte, die beeinflusst werden sollen, zum Beispiel den Cholesterinwert, durch einen Arzt oder Heilpraktiker abklären.

HALTBARKEIT UND AUFBEWAHRUNG

Die Gemmoextrakte sind in Braunglasfläschchen erhältlich und fünf Jahre haltbar, auch nach Anbruch. Die Aufbewahrung der Fläschchen sollte bei Zimmertemperatur erfolgen.

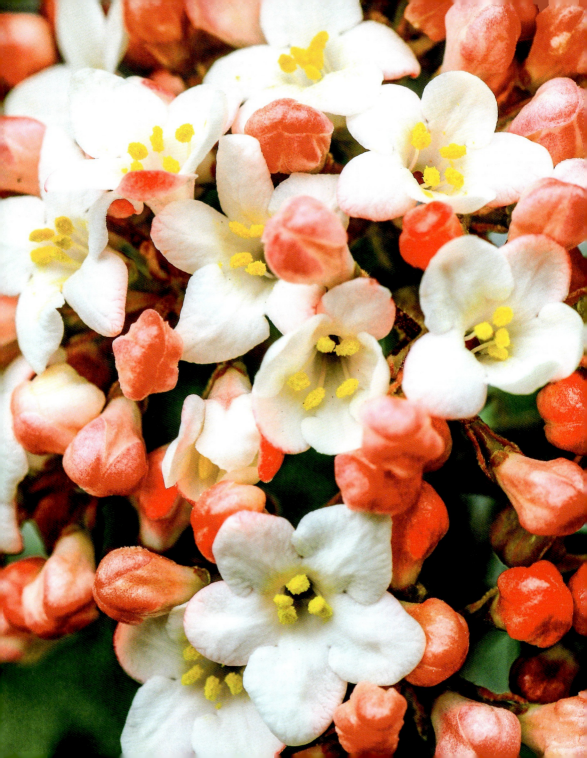

DIE 20 HEILPFLANZEN DER GEMMOTHERAPIE

THEMA DIESES KAPITELS SIND DIE HAUPTAKTEURE DER GEMMOTHERAPIE, NÄMLICH DIE HEILPFLANZEN, VON DENEN DIE KNOSPEN UND TRIEBE FÜR DIE GEWINNUNG DER EXTRAKTE STAMMEN.

Pflanzenporträts von A bis Z **26**

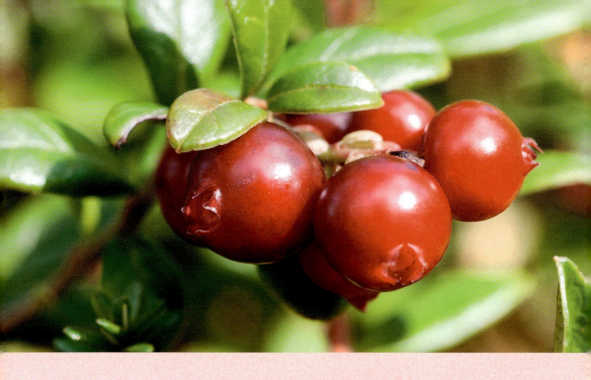

PFLANZENPORTRÄTS VON A BIS Z

Sie wissen nun, was sich hinter Gemmotherapie verbirgt. Auf den nächsten Seiten stellen wir Ihnen die Pflanzen vor, die bei uns für die Gemmotherapie verwendet werden. **Aufbau der Porträts:** Nach einer Einführung, unter anderem mit Beschreibung des Aussehens der Pflanze, folgen die Pflanzenteile, aus denen die Gemmoextrakte hergestellt werden, und deren Inhaltsstoffe. Letztere sind nach Wichtigkeit sortiert, ab Seite 16 erfahren Sie Näheres zu verschiedenen Gruppen der Inhaltsstoffe. Danach folgen die genaue Heilwirkung und die Haupteinsatzgebiete der jeweiligen Pflanzenextrakte in der Gemmotherapie. Unter »Bewährte Kombinationsmöglichkeiten« nennen wir konkrete Beispiele zu bestimmten Beschwerden. Da sich Gemmoextrakte, wie Sie bereits auf Seite 22 lesen konnten, generell sowohl mit schulmedizinischen Medika-

menten wie Antibiotika als auch mit naturheilkundlichen Mitteln und Homöopathika kombinieren lassen, haben wir nur in wenigen Fällen einige Mittel genannt. Die Nennung der Kombinationsmöglichkeiten ist wichtig für das Verständnis der Therapie, denn die meisten Erkrankungen zeigen unterschiedliche Symptome, die man am sinnvollsten mit mehreren Mitteln oder unterschiedlichen Therapieformen behandelt, wie Emil Bürgi herausfand ▶ **siehe Seite 59**.
Bitte beachten: Wenn wir Präparate nennen, sind das nur Vorschläge. Daneben gibt es auch Mittel mit gleichen Wirkstoffen von anderen Firmen. Zu möglichen Kontraindikationen lesen Sie bitte die Info rechts. Darüber hinausgehende Kontraindikationen stehen beim jeweiligen Pflanzenporträt. Am Ende von jedem Porträt ist die Dosierung angegeben siehe auch Seite 23.

Edeltanne

Abies pectinata
Die Edeltanne (Familie Kieferngewächse) ist ein bis 60 Meter hoch wachsender, immergrüner Nadelbaum der mittel- und südeuropäischen Gebirgslagen. Aus hellgrünen, zapfenförmigen weiblichen Blüten entwickeln sich die aufrecht stehenden Tannenzapfen. Die Tanne kann bis zu 600 Jahre alt werden. Bereits der berühmte Arzt Hippokrates (460 – 370 v. Chr.) und Dioskurides ▶ **siehe Seite 10** empfahlen sie als Heilmittel. Auch Hildegard von Bingen ▶ **siehe Seite 10** lobte eine Tannensalbe etwa bei Kopfschmerzen, Gelenk- und Knochenbeschwerden. Sogenanntes Tannenbier wurde bei der Vitaminmangelkrankheit Skorbut verabreicht.
Verwendete Pflanzenteile: Knospen.
Inhaltsstoffe: ätherische Öle, Harze, Bitterstoffe, Vitamin C, Enzyme.
Heilwirkung: Der Gemmoextrakt aus den Knospen wirkt aufgrund der ätherischen Öle und Harze schleimlösend in den Atemwegen und Nasennebenhöhlen. Er erleichtert die Nasenatmung und das Abhusten, entkrampft die Atemwege, lindert den Druck auf die Nasennebenhöhlen und lässt wieder richtig durchatmen. Da der Extrakt den Mineralstoffwechsel anregt, fördert er den Heilungsprozess bei Knochenbrüchen, vor allem bei komplizierten Brüchen oder solchen, die verzögert heilen. Er reguliert den Kalkaufbau in den Knochen und hilft bei allen Entkalkungserscheinungen.

WICHTIG

KONTRAINDIKATIONEN
Sie dürfen die Mittel nicht anwenden, wenn Sie eine bekannte Allergie gegen die ätherischen Öle oder die übrigen Inhaltsstoffe haben.
Weitere Kontraindikationen stehen beim jeweiligen Porträt.

Haupteinsatzgebiete: Die Edeltanne ist das wichtigste Mittel bei allen Schwierigkeiten mit der Knochenbildung, zum Beispiel Knochenerkrankungen und gestörtes Knochenwachstum, Osteoporose, auch kindliche Wachstumsstörungen sowie aufgrund der mineralisierenden Wirkung bei Karies im Kindesalter. Außerdem Erkrankungen der Atemwege und Nasennebenhöhlen wie Schnupfen, Husten und Bronchitis sowie Entzündungen der Nasennebenhöhlen mit fest sitzendem oder zähem Schleim. Zudem ist die Tanne eines der fünf wichtigsten Entgiftungsmittel in der Gemmotherapie.

Bewährte Kombinationen
bei Atemwegserkrankungen:
- mit pflanzlichen, schleimlösenden Mitteln wie Thymian, Efeu, Primelwurzel oder Spitzwegerich.
- mit homöopathischen Komplexmitteln wie Bronchalis Heel®, Bropert® spag. Peka.
- mit Gemmoextrakten von Hasel, Schwarzer Johannisbeere, Heckenrose, Wolligem Schneeball.

bei Osteoporose:
- mit Kalzium und Vitamin D; mit unterstützenden Maßnahmen für einen ausgeglichenen Säure-Basen-Haushalt ▶ siehe Seite 44 (Info).
- mit Gemmoextrakt der Preiselbeere zur Knochenbildung.

zur Entgiftung:
- mit Gemmoextrakten von Esskastanie, Rosmarin, Silberbirke, Wacholder.

Kontraindikation: Überempfindlichkeit gegen Vitamin C.

Dosierung und Dauer der Therapie:
- Bei Atemwegsinfekten und Infekten der Nasennebenhöhlen bis zum Ende der Beschwerden morgens und mittags 2 – 3 ml.
- Bei Knochenbrüchen bis zur Heilung morgens und mittags 2 ml.
- Bei Osteoporose als Kur 2- bis 3-mal jährlich über 4 Wochen morgens und mittags 2 ml, bei schwerer Osteoporose unterstützend 2 ml morgens als Dauertherapie.

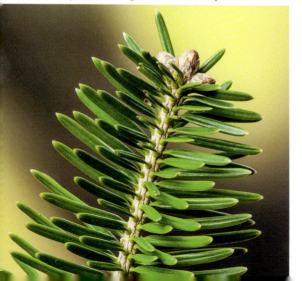

Die Knospen der Edeltanne helfen bei Atemwegserkrankungen und Knochenproblemen.

Eiche

Quercus pedunculata
Die Stieleiche (heute *Quercus robur*) gehört zur Familie der Buchengewächse. Sie kann bis zu 40 Meter hoch werden, eine ausladen-

de Krone und kräftige Pfahlwurzeln entwickeln. Die Blätter sind bis 15 Zentimeter lang und haben einen gebuchteten Rand. Lang hängende Kätzchen sind männliche Blüten, aus den unscheinbaren weiblichen Blüten entwickeln sich die bekannten Eicheln. Mächtige Eichen strahlen eine große Würde aus. Symbolisch steht die Eiche für Kraft, Standhaftigkeit, Willenskraft und Treue. Mit der Eiche verbindet man Männlichkeit und Mut. Kränze aus Eichenlaub waren in der Antike Zeichen eines Siegers oder eines hohen Mannes im Staat. Auch heute noch ziert das Eichenlaub die Rangabzeichen von Offizieren.

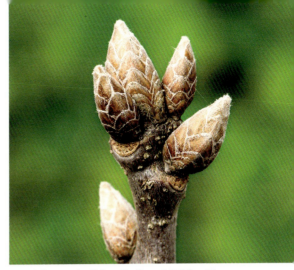

Die Eiche symbolisiert Kraft und Stärke. Sie war dem Gewittergott Donar geweiht.

Verwendete Pflanzenteile: Knospen.
Inhaltsstoffe: Polyphenole, Tannine, Flavonoide, Chlorophyll, Enzyme, Vitamine.
Heilwirkung: Der wissenschaftliche Artname *robur* kommt aus dem Lateinischen und bedeutet Kraft. Der Gemmoextrakt wirkt entsprechend allgemein stärkend und kräftigend auf Menschen, die sich schwach und kraftlos fühlen. Gemäß der Symbolik der Eiche stärkt der Extrakt die Manneskraft, denn er reguliert die Produktion des Hormons Testosteron. Doch die Eiche ist nicht nur Männern vorbehalten, sie hilft auch bei Schwächezuständen der Frau.
Haupteinsatzgebiete: Körperliche und psychische Schwächezustände und Erschöpfung. Eichenknospen geben Kraft bei leichter Ermüdbarkeit und Antriebslosigkeit und sind somit ein Mittel für unsere Zeit, in der oft Körper, Geist und Seele den täglichen Anforderungen nicht mehr standhalten können. Auch Stress und Burnout. Die Eichenknospen können entweder allein oder in Kombination mit anderen Mitteln bei Potenzproblemen und mangelnder Liebeslust eingesetzt werden. Aufgrund ihrer antientzündlichen Wirkung helfen sie auch bei Rheuma und Arthritis.

Bewährte Kombinationen
bei Schwächezuständen:
- mit pflanzlichen Mitteln wie Johanniskraut, Hafer oder Ginseng.

bei Schwächezuständen und psychischen Problemen:
- mit Gemmoextrakten von Feigenbaum, Schwarzer Johannisbeere, Mammutbaum, Silberlinde, Preiselbeere (Frauen in den Wechseljahren).

bei rheumatischen Erkrankungen:
- mit Gemmoextrakten von Esche, Schwarzer Johannisbeere, Weinrebe.

Dosierung und Dauer der Therapie:
- Bei psychischen Problemen und Antriebsschwäche eventuell unterstützend zu einer naturheilkundlichen, homöopathischen oder schulmedizinischen Therapie morgens und mittags 2–3 ml sowie bei Bedarf 2–3 ml bis zu 4-mal täglich. Die Dauer der Einnahme richtet sich nach den Beschwerden.
- Bei rheumatischen Erkrankungen bis zur Beschwerdefreiheit morgens und mittags 2–3 ml, danach als Erhaltungsdosis ▶ siehe Seite 23 mindestens morgens 2 ml.

Esche

Fraxinus excelsior

Die Esche aus der Familie der Ölbaumgewächse gedeiht bevorzugt in feuchten Klimalagen. Sie kann bis zu 40 Meter hoch werden. Noch bevor die gefiederten Laubblätter erscheinen, blüht die Esche. Allerdings sind die Blüten sehr unscheinbar. Eschenholz ist besonders weich und elastisch und lässt sich gut verarbeiten, etwa als Furnier für Möbel. In der nordischen Mythologie wird die Esche im Weltenbaum Yggdrasil, Wohnort der Götter, verehrt.

Verwendete Pflanzenteile: Knospen.
Inhaltsstoffe: Polyphenole, Flavonoide, Tannine, Ursolsäure, Apfelsäure (beide Carbonsäuren), Kumarine, Terpene, Enzyme, Vitamin K_2, Mineralstoffe.

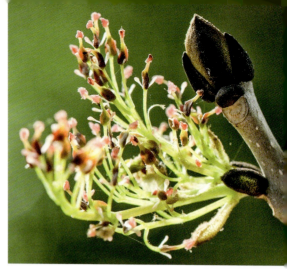

Die Esche ist ein typisches Gehölz der Auwälder. Ihre Blütenrispen erscheinen im Mai.

Heilwirkung: Der Gemmoextrakt aus den Eschenknospen wirkt entwässernd, blutreinigend und steigert die Ausscheidung der Harnsäure. Zudem hat er entzündungshemmende und schmerzlindernde Eigenschaften bei allen Erkrankungen der Bänder, Muskeln, Gelenke und Knochen sowie bei rheumatischen Krankheiten. Aufgrund seiner Inhaltsstoffe, insbesondere der Ursolsäure, vermag der Gemmoextrakt auch den Cholesterinspiegel im Blut zu senken. Die Elastizität und Biegsamkeit des Eschenholzes spiegelt sich in der Heilwirkung der Knospen wider, der Extrakt lindert rheumatische Erkrankungen.

Haupteinsatzgebiete: Die Esche ist das wichtigste »Nierenmittel« in der Gemmotherapie und ein wichtiges Ausleitungs- und Entgiftungsmittel, da sie die Funktion der Nieren unterstützt. Die Stoffwechselendprodukte werden besser über die Nieren ausgeleitet, deshalb ist die Esche gut geeignet bei erhöhten Harnsäurewerten und Gicht sowie bei leichten Wasseransammlungen in den Beinen (Achtung, nicht bei Herzerkrankungen!). Des Weiteren Übergewicht und erhöhte Cholesterinwerte im Blut. Rheumatische Erkrankungen der Gelenke, Bänder, Knochen und Muskeln.

Bewährte Kombinationen
bei rheumatischen Erkrankungen und Beschwerden der Knochen und Gelenke:
- mit pflanzlichen Mitteln wie Teufelskralle, Brennnessel oder Weihrauch.

bei rheumatischen Beschwerden:
- mit Gemmoextrakten von Silberbirke, Eiche, Schwarzer Johannisbeere, Weinrebe.

zur Unterstützung der Nierenleistung:
- mit Gemmoextrakt des Wacholders.

bei Übergewicht:
- mit Gemmoextrakt des Olivenbaums.

Kontraindikation: Bei Einnahme von Marcumar® nur in Rücksprache mit dem Arzt.

Dosierung und Dauer der Therapie:
- Bei rheumatischen Beschwerden und Erkrankungen der Muskeln und Gelenke morgens und mittags 2 ml bis zur Beschwerdefreiheit – gegebenenfalls bei erneuten Beschwerden die Therapie wiederholen. Bei starken Beschwerden 3-mal täglich bis zu 4 ml.
- Zur Unterstützung der Nierenleistung bei Neigung zu Wasseransammlungen morgens und mittags 2 ml oder kurmäßig zur Entgiftung 2-mal jährlich je 4 Wochen.
- Bei Übergewicht und erhöhtem Cholesterin morgens und mittags 2 ml bis zum Erreichen des Therapieziels.

Esskastanie

Castanea vesca

Die Esskastanie gehört zur Familie der Buchengewächse. Sie liebt ein wintermildes Klima, deshalb liegt ihr europäischer Verbreitungsschwerpunkt in Südeuropa. Die nördlich der Alpen vorkommenden Esskastanien wurden vermutlich von den Römern eingebürgert. Die länglich-lanzettlichen Blätter sind am Rand gezähnt. Zur Blütezeit ab Mai überzieht sich der Baum mit bis zu 20 Zentimeter langen, gelblichen, duftenden Kätzchen. Auch wenn sich die Früchte ähneln, sind Esskastanie und Rosskastanie (*Aesculus hippocastanum*) nicht miteinander verwandt. Die braunen Früchte, die Maronen, sind essbar, sie sind sehr kohlenhydratreich und kalorienhaltig.

Verwendete Pflanzenteile: Knospen.
Inhaltsstoffe: Polyphenole, Tannine, Flavonoide, Saponine, Harze, Enzyme, Vitamin E, Mineralstoffe.
Heilwirkung: Der Gemmoextrakt aus den Knospen ist ein wichtiges entgiftendes und ausleitendes Mittel. Da er die Leistung der

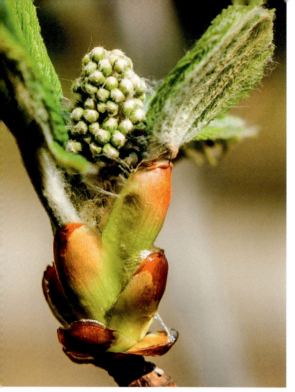

Die Knospen der Esskastanie sind ein wichtiges Lymphmittel und helfen bei Ödemen.

Venen und den Blutfluss im venösen Kreislauf unterstützt und den Lymphfluss anregt, wirkt der Extrakt entstauend und reduziert Wasseransammlungen in den Beinen.

Haupteinsatzgebiete: Alle Störungen der Zirkulation im Lymphsystem wie Lymphödeme und Gewebeschwellungen nach Operationen, insbesondere bei trägem Lymphfluss oder bei verringertem Lymphabfluss nach operativer Entfernung von Lymphknoten etwa bei Krebserkrankungen. Wichtiges Mittel in der Gemmotherapie bei Venenstauung, Krampfadern und allgemein »schweren Beinen« infolge einer mangelnden Leistung des venösen Systems. Schwellungen der Beine während großer Hitze im Sommer oder nach langem Stehen, etwa bei Menschen im Verkauf oder bei Lehrkräften.

Bewährte Kombinationen
zur Anregung der Zirkulation im Lymphsystem und venösen System:
- mit Gemmoextrakten von Esche, Wacholder, Weinrebe.
- mit homöopathischen Komplexmitteln, etwa Lymphomyosot®, Itires spag. Peka®, Lymphdiaral® Salbe, oder mit homöopathischen Einzelmitteln.
- mit pflanzlichen Mitteln wie Ruprechtskraut.
- mit Enzympräparaten wie Wobenzym.

zur Entgiftung:
- mit Gemmoextrakten von Rosmarin, Silberbirke, Edeltanne, Wacholder.

zur Unterstützung der Venenleistung:
- mit pflanzlichen Mitteln der Rosskastanie.

Dosierung und Dauer der Therapie:
- Bei akuten Lymphabflussstörungen / Lymphstauungen und mangelhafter Venenleistung (beispielsweise im Sommer) kurmäßig bis zur Beschwerdefreiheit morgens und mittags 2 ml.
- Bei chronischen Erkrankungen wie Krampfadern oder Lymphabflussstörungen nach Entfernung von Lymphknoten ist eine dauerhafte Einnahme von 2-mal 2 ml täglich sinnvoll.

Feigenbaum

Ficus carica

Der Feigenbaum gehört zur Familie der Maulbeerbaumgewächse, stammt ursprünglich aus Südostasien und ist im Mittelmeergebiet heimisch geworden. Der bis zu zehn Meter hohe, kurzstämmige Baum liebt trockenen, felsigen Boden. Seine ledrigen Blätter sind am Rand tief handförmig eingebuchtet. Die unscheinbaren Blüten stehen im Inneren eines krugähnlichen Gebildes, das zur Fruchtreife das Fruchtfleisch mit den Samen enthält. Der Feigenbaum ist eine der frühesten Kulturpflanzen des Menschen. Feigen stehen seit Jahrhunderten im Zusammenhang mit Spiritualität und Sinnlichkeit. Als Heilmittel gegen Geschwüre wird die Feige schon im Alten Testament beschrieben. Nach Hildegard von Bingen helfen die Blätter bei tränenden Augen. Auch in den Kräuterbüchern des späten Mittelalters wird die heilende Kraft des Feigenbaums gelobt. So reinigen Feigen nach Pietro Andrea Mattioli (1501 – 1577), einem italienischen Arzt und Botaniker, die Nieren und die Blase, helfen bei langwierigem Husten und »Bauchgrimmen« und sorgen für einen weichen Stuhl.

Verwendete Pflanzenteile: Knospen.
Inhaltsstoffe: Polyphenole, Flavonoide, Kumarine, Enzyme, Vitamine.
Heilwirkung: Der Gemmoextrakt aus den Knospen wirkt auf seelischer und geistiger Ebene klärend und harmonisierend und kann zur Lösung von Problemen beitragen. Sein beruhigender Effekt bei Stress und auf das Nervensystem ist bemerkenswert. Er wirkt angstlösend und antidepressiv und hilft, bei depressiven Verstimmungen das psychische Gleichgewicht wiederzufinden. Auf der körperlichen Ebene reguliert der Extrakt zu großen oder zu wenig Appetit und harmonisiert die Verdauung bei Verstopfung, aber auch bei dünnem und zu häufigem Stuhlgang. Er wirkt entzündungshemmend auf die Magenschleimhaut, beruhigt den Magen und die Säurebildung im Magen – besonders bei stressbedingten Beschwerden des Magens.

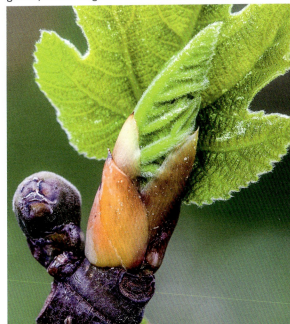

Bei Magenbeschwerden, die auf Stress zurückgehen, ist der Feigenbaum das Mittel der Wahl.

Haupteinsatzgebiete: Die Feigenknospe hat eine tief greifende Wirkung im seelischen und im körperlichen Bereich. Auf der körperlichen Ebene können Magenprobleme auftreten wie vermehrte Magensäure, Sodbrennen und Magenschmerzen oder Magenschleimhautentzündungen sowie Darmprobleme, insbesondere bei Stress und Nervosität, Überforderung und bei Angstzuständen. Wegen der appetitregulierenden Wirkung Einsatz zur Gewichtsabnahme. Auf der geistigen und psychischen Ebene Angst sowie Stress und Nervosität.

Bewährte Kombinationen
bei psychischen Beschwerden:
- mit pflanzlichen Mitteln wie Johanniskraut, Passionsblume oder Hafer.
- mit Gemmoextrakten von Eiche, Mammutbaum und Silberlinde.

bei Magenbeschwerden:
- mit Gemmoextrakt des Walnussbaums.

Kontraindikation: Bei Einnahme von Marcumar® nur in Rücksprache mit dem Arzt.

Dosierung und Dauer der Therapie:
- Bei Magenbeschwerden morgens und mittags 2 ml und – falls erforderlich – für einige Tage zu den Hauptmahlzeiten bei Bedarf nochmals 2 ml.
- Bei psychischen Problemen eventuell unterstützend zu einer naturheilkundlichen, homöopathischen oder allopathischen Therapie morgens und mittags 2 ml. Die Dauer der Einnahme richtet sich nach den Beschwerden.

Hasel

Corylus avellana

Die Hasel gehört zu den Birkengewächsen. Der sommergrüne Strauch oder kleine Baum kann bis zu fünf Meter hoch werden. Seine rundlichen Blätter sind zugespitzt und am Rand unregelmäßig gesägt. Im Februar und März blüht die Hasel als eine der ersten Pflanzen. Die männlichen Blüten, die bereits im Winter zu sehen sind, bilden dann bis sieben Zentimeter lange, gelbe Kätzchen. Die weiblichen Blüten ähneln Knospen mit roten Fäden, den Narben, an der Spitze. Daraus entwickeln sich die sehr fett- und eiweißreichen Haselnüsse. Im Altertum spielte die Pflanze eine große Rolle als Symbol der Fruchtbarkeit und Unsterblichkeit. Gegabelte Zweige der Hasel verwendete man früher für Wünschelruten. Die Zweige des Haselstrauches sind extrem biegsam. Daher eignen sie sich besonders für das Flechtwerk in Fachwerkhäusern.

Verwendete Pflanzenteile: Knospen.
Inhaltsstoffe: Polyphenole, Tannine, Glykoside, Bitterstoffe, Betulin (Terpen), Enzyme, Vitamine.
Heilwirkung: Der Gemmoextrakt der Haselknospen wirkt in der Lunge und im Bronchialsystem entzündungshemmend und fördert die Selbstheilungskräfte. Er verbessert die Elastizität des Bindegewebes. In der Leber unterstützt er die Regenerationsfähigkeit des gesamten Organs sowie der Leberzellen.

PFLANZENPORTRÄTS VON A BIS Z

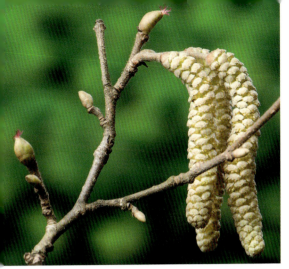

Ein Haselstrauch am Haus sollte vor Blitzschlag und störenden Strahlungen schützen.

Haupteinsatzgebiete: Haselknospen sind ein wichtiges Heilmittel für Lunge, Leber und Bindegewebe. Chronische Lungen- und Bronchialerkrankungen, wie chronische Bronchitis, Bronchialasthma oder Lungenemphysem (Überblähung der Lunge). Aufgrund der regenerationsfördernden Wirkung auf die Leberzellen gut bei Lebererkrankungen wie Leberzellverfettung oder bei einer schlechten Entgiftungsleistung der Leber. Schlaffes Bindegewebe.

Bewährte Kombinationen
bei Lungen- und Bronchialerkrankungen:
- mit pflanzlichen schleimlösenden und krampflösenden Mitteln wie Efeu, Thymian, Primelwurzel oder Spitzwegerich.
- mit Gemmoextrakten von Wolligem Schneeball, Schwarzer Johannisbeere, Heckenrose und Edeltanne.

bei Erkrankungen der Leber:
- mit Mariendistel und homöopathischen Komplexmitteln wie Hepeel®, Hechocur®, Hepar-Hevert® Lebertropfen oder Fella Entoxin®.
- mit Gemmoextrakt des Rosmarins.

bei Bindegewebsschwäche:
- mit Gemmoextrakt der Esskastanie.

Dosierung und Dauer der Therapie:
- Standarddosierung bei chronischen Lungen- und Bronchialerkrankungen, bei Erkrankungen der Leber und bei Bindegewebsschwäche: morgens und mittags 2 ml.
- Bei akuten Infekten im Rahmen einer chronischen Erkrankung der Bronchien: morgens und mittags jeweils 3–4 ml zusammen mit Wolligem Schneeball.

Heckenrose

Rosa canina

Die Heckenrose (Familie Rosengewächse), auch Hundsrose genannt, ist in ihrem Erscheinungsbild sehr vielgestaltig. So kann sie frei stehend als bis zu drei Meter hoher Busch vorkommen oder sich mit langen, unverzweigten Ruten im Dickicht und in Hecken verhaken. Die Blätter der Heckenrose sind unpaarig gefiedert mit ovalen Einzelblättchen. Unterhalb der Blätter befindet sich am Zweig ein hakig gebogener Stachel. Aus den zart rosafarbenen Blüten entwickeln sich die roten Hagebutten. Die Heckenrose ist ein Symbol für Anmut, Liebe

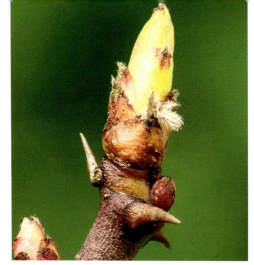

Aufgrund ihres hohen Vitamin-C-Gehalts hilft die Heckenrose bei Atemwegsbeschwerden.

und Lebensfreude. Als Heilmittel setzte sie schon Hippokrates bei Entzündungen ein. Bekannt ist die Heckenrose für ihren hohen Gehalt an Vitamin C in allen Teilen.

Verwendete Pflanzenteile: Frische Triebe.

Inhaltsstoffe: Polyphenole, Tannine, Flavonoide, Chlorophyll, Harze, Vitamine (besonders Vitamin C), Enzyme.

Heilwirkung: Der Gemmoextrakt aus den jungen, frischen Trieben wirkt allgemein entzündungshemmend. Bei chronischen oder immer wiederkehrenden Infekten stärkt er die Immunabwehr.

Haupteinsatzgebiete: Die Heckenrose ist das wichtigste Mittel in der Gemmotherapie bei Erkrankungen im gesamten Hals-Nasen-Ohren-Bereich mit seinen vielfältigen akuten und chronischen Beschwerden: Schnupfen mit Rachenentzündung, Kehlkopfentzündung, Nasenschleimhautentzündung, Mandelentzündung, Entzündungen des Gehörgangs sowie Bronchitis. Auch Migräne. Entzündungen der Haut, Ekzeme, Warzen und Herpes. Eine spezielle Einsatzmöglichkeit sind Arthrosen, insbesondere die Arthrose des Kniegelenkes.

Bewährte Kombinationen
bei Erkrankungen der Atemwege:
- mit pflanzlichen Mitteln wie Efeu, Primelwurzel, Spitzwegerich, Schlüsselblume oder Thymian.
- mit Gemmoextrakten von Edeltanne, Hasel, Schwarzer Johannisbeere, Wolligem Schneeball.

bei Hauterkrankungen:
- mit Gemmoextrakten von Walnussbaum, Schwarzer Johannisbeere.

bei Arthrosen:
- mit Gemmoextrakten von Esche, Schwarzer Johannisbeere, Weinrebe.

Kontraindikation: Überempfindlichkeit gegen Vitamin C.

Dosierung und Dauer der Therapie:
- Bei Atemwegserkrankungen morgens und mittags 2 ml bis zur Beschwerdefreiheit.
- Bei Hauterkrankungen und rheumatischen Krankheiten morgens und mittags 2 ml. Die Dauer der Einnahme richtet sich nach den individuellen Beschwerden. Bei rheumatischen Erkrankungen wird nach Beschwerdefreiheit eine Erhaltungsdosis ▸ **siehe Seite 23** von 2 ml mindestens morgens empfohlen.

> **TIPP**
>
> **ROSE – GUT FÜR KINDER**
> Gemmoextrakte der Heckenrose eignen sich sehr gut für Kinder, die dauernd krank sind, ständig Infekte der Atemwege haben und sich davon schlecht erholen.

Heidelbeere

Vaccinium myrtillus

Die Heidelbeere gehört zur Familie der Heidekrautgewächse. Der sommergrüne Zwergstrauch mit eiförmigen, zugespitzten Blättchen bevorzugt nährstoffarme und saure Böden. Als Halbschattenpflanze wächst er gern in Moor- und Bergheiden. Aus den rötlichen Blütenglöckchen entstehen ab Juli die wohlschmeckenden dunkelblauen Früchte. Sie färben aufgrund des hohen Gehalts an Anthozyanen Mund und Zähne rot oder blau. Heidelbeeren werden seit der Antike für medizinische Zwecke wegen ihrer entzündungshemmenden Eigenschaften genutzt. Hildegard von Bingen kannte ihre Heilkraft gegen Durchfall. Durch ihren hohen Gehalt an Flavonoiden und Vitamin C sind sie in der Lage, freie Sauerstoffradikale unschädlich zu machen ▶ siehe Seite 17. Die Heidelbeere gilt wegen der genannten Inhaltsstoffe als natürliches Antibiotikum.

Verwendete Pflanzenteile: Triebe.
Inhaltsstoffe: Polyphenole, wie Anthozyane, Hydrochinonderivate, organische Säuren, Flavonoide, Quercetine, Katechine (beide Polyphenole), Tannine, Enzyme, Aminosäuren, Vitamine, vor allem Vitamin C.
Heilwirkung: Der Gemmoextrakt aus den Trieben wirkt regulierend auf den Zuckerstoffwechsel, indem er die blutzuckersenkende Wirkung des Insulins unterstützt, die Durchblutung sowie die Sauerstoffsättigung im Körper und in den Organen verbessert. Er hemmt Entzündungen im Harntrakt.
Haupteinsatzgebiete: Erhöhte Blutzuckerwerte bei Diabetes mellitus Typ 2, Durchblutungsstörungen der Arterien bei Arteriosklerose – insbesondere der kleinen Blutgefäße (Arteriolen und Kapillaren – Mikrozirkulationsstörung). Entzündungen im Harntrakt wie Blasenentzündung, Entzündung der Harnröhre; auch unterstützende Wirkung als »pflanzliches Antibiotikum« bei einer Nierenbeckenentzündung.
Bewährte Kombinationen
bei Harnwegsinfekten:
- mit pflanzlichen Mitteln wie Goldrute, Meerrettichwurzel und Kapuzinerkresse.
- mit Gemmoextrakten von Wacholder, Preiselbeere.

bei Diabetes, Durchblutungsstörungen:
- mit Gemmoextrakten von Walnussbaum, Wacholder, Olivenbaum, Rosmarin.

Kontraindikation: Überempfindlichkeit gegen Vitamin C.

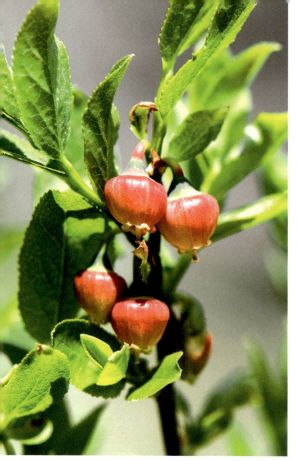

Der Extrakt aus den Triebspitzen der Heidelbeere lindert Harnwegsentzündungen.

Dosierung und Dauer der Therapie:
- Bei Harnwegsinfekten bis zur Beschwerdefreiheit morgens und mittags 2 – 3 ml.
- Bei Diabetes und Durchblutungsstörungen morgens und mittags 2 ml über 3 – 4 Monate bis zur Besserung der Beschwerden, dann kurmäßig 2- bis 3-mal jährlich über 4 Wochen.

Himbeere

Rubus idaeus

Die Himbeere, ein sommergrünes Rosengewächs, ist wegen ihrer wohlschmeckenden roten Früchte beliebt. Die weißlichen nickenden Blüten stehen in Trauben an den Zweigenden. Alle Zweige sind von winzigen Stacheln besetzt. Die Himbeere wächst gern an sonnigen Böschungen und Waldrändern auf nährstoffreichen Böden. Bereits in der Antike wurde sie als Heilpflanze während der Schwangerschaft und zur Geburtserleichterung eingesetzt. Auch die traditionelle europäische Heilkunde setzte sie bei diesen Indikationen ein. Darüber hinaus wurde ein Umschlag mit dem Tee aus den Blättern bei Hautausschlägen empfohlen, der Tee getrunken bei Keuchhusten. Im Mittelalter kultivierten Mönche Himbeeren in den Klostergärten. Hildegard von Bingen lobte die Heilkraft der Himbeere bei Fieber.

Verwendete Pflanzenteile: Junge, frische, noch geschlossene Triebe.

Inhaltsstoffe: Polyphenole, Tannine, Harze, Polysaccharide (Mehrfachzucker), Kleesäure und andere organische Säuren, Fragrarine, Vitamine (besonders Vitamin C, B_1, B_2, D), Enzyme.

Heilwirkung: Der Gemmoextrakt aus den Trieben unterstützt die Regulierung des Hormonhaushaltes der Frau. Er hilft bei unregelmäßigem Zyklus, Ausbleiben oder Verzögerung der Menstruation, schmerzhaften, schweren und anhaltenden Regelblutungen, indem er steuernd in das Hormonsystem eingreift und die Selbstregulation des Körpers unterstützt. Bei Schmerzen im Gebärmutterbereich während und außerhalb der Menstruation wirkt er krampflösend und schmerzlindernd. Im gesamten Körper sorgt er für Entspannung.

Haupteinsatzgebiete: Alle Störungen im Hormonsystem der Frau vor und nach der Menopause, die sich auf die Regelblutung auswirken, sowie zu früh einsetzende Wechseljahre, Wechseljahresbeschwerden wie Schweißausbrüche, Hitzewallungen und Stimmungsschwankungen. Die Himbeere spielt eine große Rolle bei der Regulierung und Stimulierung der Eierstöcke.

Die Himbeere ist eine »Frauenpflanze« und hilft bei vielen hormonellen Beschwerden.

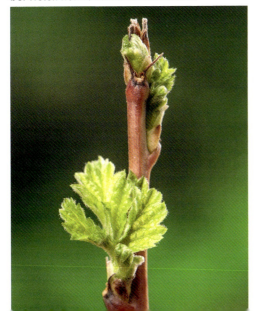

Bewährte Kombinationen bei hormonellen Beschwerden:
- mit Traubensilberkerze (Menstruationsstörungen, Wechseljahresbeschwerden) oder Mönchspfeffer (prämenstruelles Syndrom, schmerzhafte Monatsblutung).
- mit Gemmoextrakten von Silberlinde, Preiselbeere.

Kontraindikation: Überempfindlichkeit gegen Vitamin C.
Dosierung und Dauer der Therapie: Zur Regulation des Hormonsystems morgens und mittags 2 ml bis zur Beschwerdefreiheit.

Mammutbaum

Sequoia gigantea

Der Mammutbaum gehört zur Familie der Sumpfzypressengewächse. Er ist der Riese unter den Bäumen, denn er kann die gigantische Höhe von 90 Metern und einen Stammdurchmesser an der Basis von über 15 Metern erreichen. Mit einem Alter von bis zu 3000 Jahren gehört er zu den ältesten Lebewesen auf der Erde. Als die Samen dieser alten Mammutbäume keimten, waren Alexander der Große und Kaiser Augustus noch nicht geboren. Heimisch sind diese Nadelbäume an den Westhängen der südlichen Sierra Nevada in Kalifornien. Seit längerem sind sie auch in europäischen Parks anzutreffen. An den Enden der mit schuppenförmigen Nadeln besetzten Zweige stehen die zapfenförmigen Blütenstände. Die

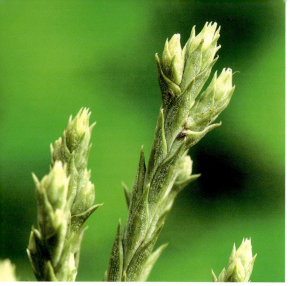

Die Triebe des Mammutbaumes wirken belebend bei körperlichen und psychischen Krisen.

weiblichen Zapfen werden vier Zentimeter, die männlichen bis acht Zentimeter lang. Die Mammutbäume sind wahre Überlebenskünstler. Sie können große Hitze und Kälte ertragen. Ihre über 50 Zentimeter dicke, faserige, braunrote Rinde schützt sie vor Waldbränden. Ein älterer Mammutbaum überlebt auch Kälte von minus 30 °C.

Verwendete Pflanzenteile: Junge, frische, grüne, unverholzte Triebe.

Inhaltsstoffe: Polyphenole, Tannine, Enzyme, Vitamine.

Heilwirkung: Wie der Mammutbaum selbst in der Natur widrige Umstände überlebt, so unterstützt der Gemmoextrakt aus den Trieben Körper und Seele bei Erschöpfung jeder Art. Er wirkt belebend und erfrischend, gibt Kraft und Stärke und ist ein Tonikum bei körperlichen Schwächezuständen, aber auch bei psychischen Krisen. Darüber hinaus wirkt der Extrakt stimulierend auf das Immunsystem. Bei Prostatabeschwerden erleichtert er das Wasserlassen.

Haupteinsatzgebiete: Der Mammutbaum gilt als wichtiges Gemmotherapeutikum für Menschen, die sich von den Anforderungen ihrer privaten und beruflichen Situation überfordert fühlen und in eine Burnout-Situation kommen oder die sich bereits in einer Erschöpfungsdepression befinden. Alle körperlichen und geistigen Schwächezustände, Unruhe und Depression, Überforderung, Stress, Erschöpfung und Burnout-Situationen. Wenn man bedenkt, wie alt ein Mammutbaum werden kann, dann ist es nicht verwunderlich, dass er als Mittel zur Gesunderhaltung und zur Revitalisierung bei mangelnder Leistungsfähigkeit in den »besten Jahren« ab 50 als »Good-Aging-Mittel« eingesetzt werden kann. Er kann die Alterung sowohl im sexuellen als auch im intellektuellen Bereich bremsen.

Bewährte Kombinationen bei Schwächezuständen:

- mit pflanzlichen Mitteln wie Johanniskraut, Hafer oder Ginseng.

bei Schwächezuständen und psychischen Problemen:

- mit Gemmoextrakten von Feigenbaum, Eiche, Schwarzer Johannisbeere, Silberlinde und Preiselbeere (Letzterer bei Frauen in den Wechseljahren).

Dosierung und Dauer der Therapie:
- Bei Erschöpfung, Nervosität und Depressionen eventuell unterstützend zu einer naturheilkundlichen, homöopathischen oder schulmedizinischen Therapie morgens und mittags 2 – 3 ml, bei Bedarf auch bis zu 4-mal täglich 2 – 3 ml. Die Dauer der Einnahme richtet sich nach den Beschwerden.
- Zur Revitalisierung als Good-Aging-Mittel ist eine Dauertherapie mit 2 ml täglich empfehlenswert.

Olivenbaum

Olea europaea

Der Oliven- oder Ölbaum gehört zur Familie der Ölbaumgewächse. Der mittelgroße, etwa zehn Meter hohe, knorrige und immergrüne Baum gedeiht im milden mediterranen Klima. Seine bis acht Zentimeter langen, recht schmalen Blätter sind am Rand eingerollt, oberseits grün, unterseits silbergrau behaart. Die kleinen, weißen, duftenden Blüten stehen in Rispen. Aus den Steinfrüchten wird das Olivenöl gewonnen. Die robusten Ölbäume wachsen in fester, kalkhaltiger Erde und vertragen viel Sonnenschein. Sie können mehrere hundert Jahre alt werden.

Der Ölbaum ist eine sehr alte Kulturpflanze. Wer im alten Griechenland Olivenbäumen Schaden zufügte, wurde nicht nur von irdischen Richtern, sondern auch von den Göttern streng bestraft. Die Olive ist das Symbol für Versöhnung und Frieden. Ein frischer Ölzweig im Schnabel der Taube gilt als Friedenszeichen.

Verwendete Pflanzenteile: Triebe.
Inhaltsstoffe: Polyphenole, Tannine, Triterpene, Alkaloide, ätherische Öle, Mineralstoffe (Kalzium, Phosphor, Kalium), Vitamine (A, B_1, B_2, C, E), Enzyme.
Heilwirkung: Der Gemmoextrakt aus den Trieben des Olivenbaums senkt den Blutdruck, das Cholesterin und die Triglyzeride (Neutralfette) im Blut und wirkt regulierend im Blutzuckerstoffwechsel. Er unterstützt die Gewichtsabnahme.

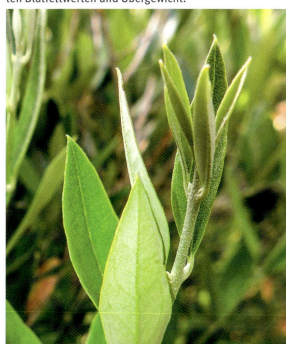

Der Olivenbaum ist das Hauptmittel bei erhöhten Blutfettwerten und Übergewicht.

> **INFO**
>
> **DAS METABOLISCHE SYNDROM**
> Die Triebe des Olivenbaumes helfen Menschen mit Übergewicht, erhöhten Blutfettwerten, Bluthochdruck und Diabetes mellitus Typ 2, dem sogenannten Altersdiabetes. In der Medizin wird die Kombination dieser Erkankungen »metabolisches Syndrom« genannt. Auch bei Folgeerscheinungen des metabolischen Syndroms wie arteriellen Durchblutungsstörungen mit Arteriosklerose kann der Gemmoextrakt eingesetzt werden, da er die Fließeigenschaften von »klebrigem«, verdicktem Blut, das nur noch schlecht durch die Adern fließen kann, verbessert.

Haupteinsatzgebiete: Der Olivenbaum wird in der Gemmotherapie eingesetzt zur Vorbeugung und Behandlung von arteriosklerotischen Gefäßveränderungen und schlechten Fließeigenschaften des Blutes. Zudem ist er das wichtigste Mittel beim metabolischen Syndrom (siehe Info oben).
Bewährte Kombinationen
beim metabolischen Syndrom mit Fettstoffwechselstörung und Diabetes Typ 2:
- mit Gemmoextrakten von Walnussbaum, Wacholder, Rosmarin, Heidelbeere.
- mit pflanzlichen Mitteln wie Knoblauch, Artischockenextrakt, Zimt, Bittermelone.

Dosierung und Dauer der Therapie:
- Standarddosierung zur Unterstützung beim metabolischen Syndrom als Dauertherapie: morgens und mittags 2 ml.
- Bei deutlich erhöhten Blutfettwerten und Übergewicht sowie zur Unterstützung der Gewichtsabnahme 3- bis 4-mal täglich 2 ml als 4- bis 6-wöchige Kur (diese kann jeweils nach 4 Wochen Einnahmepause 3- bis 4-mal jährlich durchgeführt werden) oder 2-mal täglich 2 ml als Dauertherapie.

Preiselbeere

Vaccinium vitis idaea
Die Preiselbeere ist ein immergrüner Zwergstrauch und gehört zu den Heidekrautgewächsen. Sie liebt halbschattige bis schattige Standorte mit nährstoffarmen und sauren Böden. Kennzeichen sind die eiförmigen, ledrigen Blättchen und die nickenden, rosafarbenen Blütenglöckchen an den Zweigspitzen. Ab August findet man in der Natur die scharlachroten Früchte, die in der Küche als Marmelade oder Kompott geschätzt werden – besonders zu Wildgerichten. Preiselbeersaft wurde bereits von den Ureinwohnern Nordamerikas bei Entzündungen angewendet.
Verwendete Pflanzenteile: Frische Triebe.
Inhaltsstoffe: Polyphenole, Anthozyane, Tannine, Katechine, Hydrochinonderivate,

Flavonoide, organische Säuren (Apfelsäure, Essigsäure, Zitronensäure), Fettsäuren, Pektine, Phytoöstrogen, Vitamin C, Enzyme.

Heilwirkung: Aufgrund des hohen Anteils an Radikalfängern, wie den Anthozyanen, kann der Gemmoextrakt der Preiselbeere freie Radikale, die für viele degenerative Alterungsprozesse im Körper verantwortlich sind, binden und neutralisieren ▸ siehe Seite 17. Dadurch wirkt er prophylaktisch gegen alle Prozesse des frühzeitigen Alterns. Dank seiner östrogenähnlichen Wirkung hat der Extrakt eine stark weibliche Ausrichtung und gute, hormonell balancierende Effekte bei Wechseljahresbeschwerden wie Hitzewallungen. Er verbessert die Selbstheilungskräfte gegen beginnende Arterienverkalkung und fördert die Kalziumaufnahme. Auf die Harnwege wirkt er stark desinfizierend.

Haupteinsatzgebiete: Frühzeitiges Altern von Personen reiferen Alters. Wichtig und hilfreich bei der Osteoporose bei Frauen. Infekte der Harnwege und immer wiederkehrende Blasenentzündungen. Verschiedene Erkrankungen des Darms wie Störungen der Darmmotorik, Reizdarm, chronische Verstopfung oder Verstopfung im Wechsel mit Durchfall.

Bewährte Kombinationen
bei Osteoporose:
- mit Kalzium und Vitamin D sowie mit unterstützenden Maßnahmen für einen ausgeglichenen Säure-Basen-Haushalt ▸ siehe Seite 44 (Info).
- mit Gemmoextrakt der Edeltanne.

bei Wechseljahresbeschwerden:
- mit Gemmoextrakt der Himbeere.

bei Infekten der Harnwege:
- mit Gemmoextrakten von Wacholder, Heidelbeere.

bei Darmbeschwerden:
- mit Gemmoextrakt des Feigenbaums.

Kontraindikationen: Überempfindlichkeit gegen Vitamin C; Brustkrebs in der Krankengeschichte.

Dosierung und Dauer der Therapie:
- Bei Osteoporose kurmäßig über 4 Wochen 2- bis 3-mal jährlich morgens und mittags

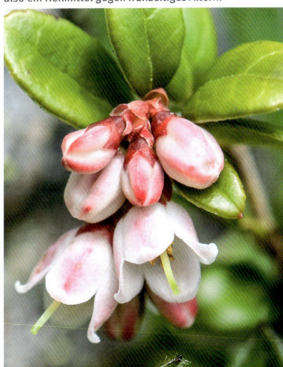

Die Preiselbeere ist ein »Well-Aging-Mittel« – also ein Heilmittel gegen frühzeitiges Altern.

INFO

SÄURE-BASEN-HAUSHALT

In unserem Körper herrscht normalerweise ein Gleichgewicht zwischen Säuren und Basen, das durch zahlreiche Puffersysteme fein justiert ist. Durch Stress und / oder falsche Ernährung sowie durch Arzneimittel und Genussmittel kann dieses Gleichgewicht gestört sein und die Seite der Säure gewinnt die Oberhand. Der Körper quittiert diese Reaktionslage mit Sodbrennen und Magendrücken, Übellaunigkeit, Infektanfälligkeit, Antriebsarmut, Schlafproblemen und zahlreichen weiteren Symptomen, die mangelnde Gesundheit ausdrücken. Schon aus der Schule wissen wir, dass Säuren durch Basen neutralisiert werden. Es ist also wichtig, wertvolle Basen zuzuführen, etwa durch Gemüse, Obst und Kräuter oder durch Basenpräparate, um diesen Säureüberschuss zu binden.

2 ml; bei schwerer Osteoporose unterstützend 2 ml morgens als Dauertherapie.
- Bei Wechseljahresbeschwerden morgens und mittags 2 ml. Die Dauer der Einnahme richtet sich nach den individuellen Beschwerden.
- Bei Infekten der Atemwege und Beschwerden des Darms: morgens und mittags 2 ml bis zur Beschwerdefreiheit.

Rosmarin

Rosmarinus officinalis

Rosmarin ist ein immergrüner Halbstrauch aus der Familie der Lippenblütler. Die ganze Pflanze verströmt einen aromatischen Duft, der belebend und angenehm entspannend wirkt. Die nadelförmigen Blätter sind am Rand eingerollt, oberseits glänzend grün und unterseits filzig behaart. Ab März erscheinen die zart lilablauen Blütchen. Der Rosmarin bewohnt meist trockene, felsige Böden und sonnige Böschungen im gesamten Mittelmeerraum. Bei uns wird er als beliebte Gewürzpflanze kultiviert. In der Küche – insbesondere in der mediterranen Küche – ist Rosmarin ein unverzichtbares Gewürz für viele Fleisch- und Gemüsegerichte. In der Antike galt er als heilige Pflanze, die Apollo oder Aphrodite den Menschen geschenkt haben sollen.

Verwendete Pflanzenteile: Junge, frische, noch unverholzte Triebe.

Inhaltsstoffe: Polyphenole, Phenolsäure, Tannine, Flavonoide, Bitterstoffe, Harze, Saponine, Vitamin C, Enzyme aus dem Glutathionstoffwechsel ▶ siehe Seite 82, ätherische Öle.

Heilwirkung: Der Gemmoextrakt wirkt aufgrund der genannten Enzyme stark leberschützend und regt den Gallefluss an. Mithilfe der Enzyme aus dem Glutathionstoffwechsel sorgt er für eine bessere Entgiftung und Ausscheidung von Schadstoffen und Toxinen im Leber-Galle-System. Somit gilt Rosmarin als großer Reiniger im gesamten Stoffwechselgeschehen. Diese Enzyme binden auch freie Sauerstoffradikale ▶ **siehe Seite 17** und steigern so die körpereigene antioxidative Kapazität.

Haupteinsatzgebiete: Als das wichtigste Entgiftungsmittel in der Gemmotherapie ist Rosmarin Bestandteil jeder Entgiftungskur und kommt besonders zur Ausleitung und Entgiftung nach Infektionen – immer nach Antibiotikatherapie – zum Einsatz. Des Weiteren alle Lebererkrankungen (Einsatz von Rosmarin allein oder in Kombination mit anderen Mitteln, siehe unten), wie zum Beispiel Belastungen der Leber durch Giftstoffe und Alkohol sowie Leberentzündungen. Oberbauchschmerzen, Völlegefühl und Verdauungsbeschwerden, da Rosmarin den Gallefluss fördert. Oxidatives Stress-Syndrom mit erhöhten Werten zum Beispiel von oxidiertem Glutathion, der Extrakt hat also Anti-Aging-Wirkung.

Bewährte Kombinationen
zur Leberunterstützung:
- mit pflanzlichen Mitteln wie Löwenzahn und Mariendistel.

zur Regulierung des Galleflusses:
- mit pflanzlichen Mitteln wie Schöllkraut.

zur Entgiftung:
- mit Gemmoextrakten von Silberbirke, Esskastanie, Wacholder, Edeltanne.

bei Lebererkrankungen:
- mit Gemmoextrakten von Silberbirke, Wacholder.

Kontraindikationen: Überempfindlichkeit gegen Vitamin C. Achtung, nicht bei erhöhtem Blutdruck anwenden.

Dosierung und Dauer der Therapie:
- Zur Entgiftung und Ausleitung kurmäßig 1- bis 2-mal jährlich über 4 Wochen morgens und mittags 2 ml.
- Bei Erkrankungen im Leber-Galle-Bereich bis zur Beschwerdefreiheit morgens und mittags 2 ml – bei Verdauungsbeschwerden zusätzlich bei Bedarf 2 ml.

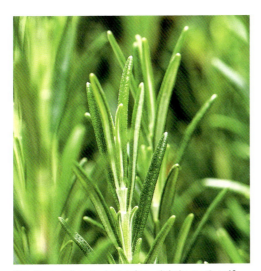

Der Rosmarinextrakt ist das wichtigste Entgiftungsmittel der Gemmotherapie.

Schwarze Johannisbeere

Ribes nigrum

Die Schwarze Johannisbeere gehört zur Familie der Stachelbeergewächse. Sie gedeiht natürlicherweise in feuchten Gebüschen und Wäldern auf nährstoffreichen Böden. In der Natur ist sie sehr selten geworden, doch sie wird vom Menschen kultiviert und zum Teil plantagenmäßig angebaut. Der bis zwei Meter hohe sommergrüne Strauch trägt drei- bis fünflappige, relativ große Blätter und unscheinbare, in Trauben stehende Blütchen. Die schwarzen Früchte haben einen eigentümlichen Geschmack, den viele Menschen nicht mögen. Die Beeren werden zu Marmelade, Saft oder Likör verarbeitet. Hildegard von Bingen kannte schon die heilende Wirkung der Schwarzen Johannisbeere bei Gicht.

Verwendete Pflanzenteile: Knospen.

Inhaltsstoffe: Aminosäuren (Arginin, Prolin, Glycin, Alanin), Harze, ätherische Öle, Polyphenole, Flavonoide, Quercetine, Tannine, Vitamine (besonders Vitamin C, B_1, B_2, B_6), Enzyme.

Heilwirkung: Der Gemmoextrakt aus den Knospen der Schwarzen Johannisbeere hat stark entzündungshemmende Eigenschaften und wirkt antiallergisch bei allen Formen allergischer Erkrankungen. Bei allen »Fehlsteuerungen« des Immunsystems hat er eine regulierende Wirkung. Er aktiviert den Stoffwechsel und hilft, Schadstoffe im Körper abzubauen und auszuscheiden. In der Kombination mit allen anderen Gemmotherapeutika kann der Extrakt einen Synergieeffekt erzielen, also damit deren Wirkung verstärken.

Haupteinsatzgebiete: Die Schwarze Johannisbeere ist der Star und das wichtigste Mittel in der Gemmotherapie. Sie kann vielfältig eingesetzt und kombiniert werden. Sie wird auch als »pflanzliches Kortison« bezeichnet, da sie eine kortisonähnliche Wirkung hat – allerdings ohne die Nebenwirkungen des echten Kortisons. Auch für alle allergischen Erkrankungen ist die Schwarze Johannisbeere das wichtigste Mittel in der Gemmotherapie. Die bekannteste Anwendung ist Heuschnupfen mit allen Beschwerden der Atemwege und Augen sowie das allergische Asthma. Des Weiteren alle akuten und chronischen Hautausschläge, trockene und feuchte Ekzeme, Akne und Schuppenflechte (Psoriasis). Grippale Infekte, Beschwerden und Entzündungen im Hals-Nasen-Atemwegs-Ohren-Bereich. Die Schwarze Johannisbeere ist das wichtigste Mittel zur Entgiftung nach einer Antibiotikatherapie und zur Ausscheidung der verbliebenen Giftstoffe der Bakterien. Rheumatische Beschwerden, Polyarthritis und Gelenkbeschwerden. Migräne.

Bewährte Kombinationen bei allergischen Erkrankungen:

- mit Eigenbluttherapie, Akupunktur und Darmsanierung.

bei Atemwegserkrankungen:
- mit Gemmoextrakten von Edeltanne, Hasel, Heckenrose, Wolligem Schneeball.

bei Hauterkrankungen:
- mit Gemmoextrakten von Walnussbaum, Heckenrose.

bei rheumatischen Erkrankungen:
- mit Gemmoextrakten von Esche, Silberbirke, Weinrebe.

bei Migräne:
- mit Gemmoextrakt der Heckenrose.

Kontraindikation: Überempfindlichkeit gegen Vitamin C.

Dosierung und Dauer der Therapie:
- Bei Allergien entweder kurmäßig über 3 – 4 Wochen vor Beginn der Allergiezeit morgens und mittags 2 ml oder vor und während der Allergieperiode morgens und mittags 2 ml sowie bei Bedarf 2 – 3 ml bis zu 4-mal täglich.
- Bei Hauterkrankungen morgens und mittags 2 ml bis zur Beschwerdefreiheit. Die Dauer der Einnahme richtet sich nach den individuellen Beschwerden.
- Bei rheumatischen Erkrankungen bis zur Beschwerdefreiheit morgens und mittags 2 – 3 ml, danach als Erhaltungsdosis ▶ **siehe Seite 23** mindestens morgens 2 ml.

Silberbirke

Betula linfa

Die anspruchslose Silber- oder Hängebirke gehört zur Familie der Birkengewächse. Die-

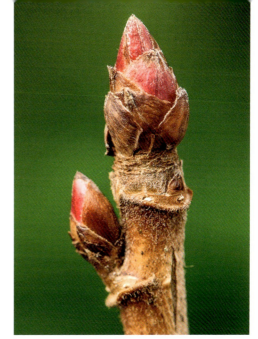

Der Extrakt aus der Schwarzen Johannisbeere verstärkt die Wirkung aller Gemmoextrakte.

ser Lichtbaum wächst auf sauren, kargen Böden. Seine rautenförmigen Blätter sind am Rand gesägt. Bereits im Sommer erkennt man die männlichen Kätzchen, die dann eine Länge von etwa drei Zentimetern aufweisen. Zur Blütezeit ab April verlängern sie sich auf zehn Zentimeter. Die weiblichen Blüten überwintern als Knospe. Wegen ihrer weißen Rinde und den zart grünen Blättern gilt die Birke als typischer Frühlingsbaum, sie steht für wieder erwachendes Leben, Reinheit und Licht. Obwohl die Birke viel Wasser braucht, kommt sie auch an trockeneren Standorten zurecht. Das Wasser, das die Birke aufnimmt, ist stets im Fluss, bis es

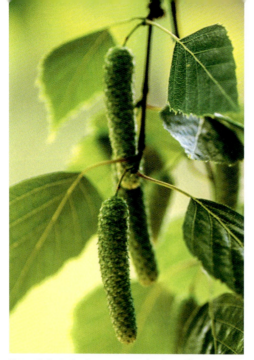

Der reinigende Gemmoextrakt der Silberbirke unterstützt Entschlackungskuren im Frühjahr.

über die Blätter wieder verdunstet. In diesem Bild der Birke kommt ihre Heilwirkung zum Ausdruck. Sie bringt im menschlichen Organismus etwas in Fluss und hilft bei Erkrankungen, bei denen ein Stocken zu Stoffwechselablagerungen geführt hat, zum Beispiel bei Übergewicht.

Verwendete Pflanzenteile: Frischer Saft von jungen Birken.

Inhaltsstoffe: Betuloside, Monotropside, Betulinsäure, Betulin (Terpen), Enzyme, Vitamine, Mineralstoffe.

Heilwirkung: Der Gemmoextrakt aus dem Birkensaft unterstützt die natürliche Ausleitung von Schadstoffen über die verschiedenen Entgiftungssysteme des Körpers: Er aktiviert die Blutreinigung, stimuliert die Funktion des Nieren- und Blasensystems und steigert den Leberstoffwechsel. Auch hat er eine reinigende, entsäuernde und entzündungshemmende Wirkung. Die Silberbirke gilt als Baum des Lichts, der Extrakt hellt die Stimmung auf.

Haupteinsatzgebiete: Aufgrund der ausleitenden Wirkung Entgiftungskuren, zum Beispiel im Frühjahr zur »Entschlackung« oder im frühen Herbst zur Vorbeugung von Erkrankungen in der kalten und nassen Jahreszeit. Rheumatische Beschwerden und Arthrosen. Depressive Verstimmungen.

Bewährte Kombinationen
zur Entgiftung:
- mit Gemmoextrakten von Esskastanie, Edeltanne, Wacholder, Rosmarin.
- mit homöopathischen Komplexmitteln wie Lymphomyosot®, Itires® spag. Peka N Tropfen oder Fella-Entoxin®, mit homöopathischen Einzelmitteln wie Berberis, Sulfur oder Solidago sowie mit pflanzlichen Mitteln wie Mariendistel, Löwenzahn und Goldrute.

bei rheumatischen Beschwerden und Arthrosen:
- mit Gemmoextrakten von Esche, Eiche, Schwarzer Johannisbeere, Weinrebe.

bei depressiver Verstimmung:
- mit Gemmoextrakten von Feigenbaum, Eiche, Mammutbaum, Silberlinde.

Dosierung und Dauer der Therapie:
- Zur Entgiftung 2-mal jährlich über 4 Wochen als Kur morgens und mittags 2 ml.
- Bei rheumatischen Beschwerden und Arthrosen bis zur Beschwerdefreiheit morgens und mittags 2 – 3 ml, danach als Erhaltungsdosis ▸ siehe Seite 23 mindestens morgens 2 ml.
- Bei depressiver Verstimmung evtl. unterstützend zu einer naturheilkundlichen, homöopathischen oder schulmedizinischen Therapie morgens und mittags 2 ml.

Die Dauer der Einnahme richtet sich jeweils nach den Beschwerden.

Silberlinde

Tilia tomentosa

Die Silberlinde gehört zur Familie der Lindengewächse und stammt ursprünglich aus Südosteuropa und Asien. Bei uns wurde sie vor allem in Weinbaugebieten eingebürgert. Sie liebt tiefen und frischen Boden. Ihren Namen hat die Silberlinde von der mit weißlichem Flaum bedeckten Unterseite der leicht herzförmigen Blätter. Die gelben Blütenbüschel sind mit einem Vorblatt verwachsen, an dem dann zur Fruchtreife die Früchte zu Boden segeln. Linden wecken bei vielen Menschen positive und frohe Gedanken. Früher stand in jedem Dorf eine Linde, um die die Dorfbewohner fröhlich tanzten oder unter der Gericht gehalten wurde. Der Tee aus Lindenblüten galt in der Volksheilkunde als schweißtreibendes Fiebermittel und diente zur Blutreinigung.

Verwendete Pflanzenteile: Knospen.
Inhaltsstoffe: Polyphenole, Flavonoide, Quercetine, Fraxoside (Kumarin), Tannine, Leukoanthozyane, Phenolsäure, Vitamine (insbesondere die Vitamine B_1, B_2 und C), ätherische Öle.
Heilwirkung: Der Gemmoextrakt aus den Knospen wirkt bei Ängsten, nervösen Störungen, depressiven und melancholischen Stimmungen angstlösend und nervenstärkend. Zudem hat er beruhigende, entspannende und krampflösende Eigenschaften. Bei Menschen mit Schlafstörungen verkürzt er die Einschlafzeit und verbessert das Durchschlafen und die Schlafqualität.
Haupteinsatzgebiete: Körperliche und psychische Spannungszustände wie Nervosität und Unruhe, aber auch Verspannungen der Muskulatur. Viele krampfartige Zustände im Körper, krampfartige Koliken, Bauchkrämpfe und Magenschleimhautentzündungen. Alle Formen von Schlaflosigkeit wie Ein- und Durchschlafstörungen, häufiges Erwachen und unruhiger Schlaf. Die Silberlinde ist ein wichtiges Heilmittel in der Kinderheilkunde. Aufgrund ihrer beruhigenden Wirkung kann sie Kindern helfen, die nicht einschlafen können oder die tagsüber sehr nervös, unruhig oder hyperaktiv sind. Die Silberlinde gilt auch als beruhigendes »Frauenmittel« bei Ängsten, unbestimmter Traurigkeit, Melancholie oder Nervosität.

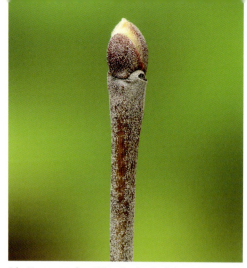

Die Knospen der Silberlinde sind das Mittel der Wahl für alle, die nicht gut schlafen können.

**Bewährte Kombinationen
bei Spannungszuständen und Schlafstörungen:**
- mit pflanzlichen Mitteln wie Baldrian, Hopfen, Passionsblume oder Melisse.

bei Spannungszuständen, Verspannungen:
- mit Gemmoextrakten von Feigenbaum, Eiche, Schwarzer Johannisbeere und Himbeere.

bei Unruhe und Schlafstörungen:
- mit Gemmoextrakten von Feige, Eiche, Schwarzer Johannisbeere, Mammutbaum.

Kontraindikation: Überempfindlichkeit gegen Vitamin C. Bei Einnahme von Marcumar® nur in Rücksprache mit dem Arzt.

Dosierung und Dauer der Therapie:
- Bei Spannungszuständen und Verkrampfungen bis zur Beschwerdefreiheit morgens, mittags oder abends 2 – 3 ml sowie bei Aufregung, Verspannung, Nervosität 2 – 3 ml bis zu 4-mal täglich.
- Bei Ein- oder Durchschlafstörungen am frühen Abend und vor dem Schlafengehen 2 – 3 ml und nachts beim Erwachen eventuell noch zusätzlich 2 – 3 ml.

Wacholder

Juniperus communis

Der Wacholder aus der Familie der Zypressengewächse kann je nach Standort bis zu 15 Meter hoch werden. Er kommt in Eurasien und Nordamerika vom Tiefland bis ins Gebirge vor. Zwischen den stechend-spitzen Nadeln verbergen sich die unscheinbaren, winzigen Blüten. Die Wacholderbeeren brauchen zum Reifen zwei bis drei Jahre. In der Küche sind sie ein beliebtes Gewürz, da sie die Speisen bekömmlicher machen. Die harntreibende Wirkung des Wacholders ist seit Jahrhunderten bekannt. Im Volksglauben wurden ihm sogar magische Kräfte zugesprochen. So galt er als Symbol für die Manneskraft und Lebensfreude.

Verwendete Pflanzenteile: Junge, zarte, noch nicht verholzte Triebe.

Inhaltsstoffe: Polyphenole, ätherische Öle, Harze, Gummiharze, Vitamine, Enzyme, Mineralstoffe.

Heilwirkung: Der Gemmoextrakt des Wacholders wirkt auf alle Funktionen der Leber. Er aktiviert das Stoffwechselgeschehen in der Leber und stimuliert die Leberzellen. Als »Nierenmittel« entwässert er den Körper, fördert die Ausschwemmung von Ödemen, ist blutreinigend, entzündungshemmend und wirkt stark entgiftend.

Haupteinsatzgebiete: In der Gemmotherapie hat der Wacholder einen intensiven Bezug zur Leber und zu den Nieren. Alle Lebererkrankungen (allein oder in Kombination mit anderen Mitteln) wie Belastungen der Leber durch Giftstoffe und Alkohol sowie Leberentzündungen. Entgiftungskuren mit dem Schwerpunkt der Entgiftung über die Leber und Nieren. Aufgrund der Wirkung auf die Nieren und Harnwege: Ödeme, chronische, immer wiederkehrende und akute Blasenentzündungen. Bei einer Nierenbeckenentzündung ist eine Kombination mit schulmedizinischen Arzneien möglich. Wacholder gilt auch als wichtiges Mittel bei Allergien.

Bewährte Kombinationen
zur Leberunterstützung:
- mit Löwenzahn und Mariendistel.

zur Unterstützung der Nieren:
- mit Goldrute.

zur Entgiftung:
- mit Gemmoextrakten von Silberbirke, Esskastanie, Edeltanne, Rosmarin.

zur Entwässerung:
- mit Gemmoextrakten von Esskastanie, Esche.

bei Blasenentzündungen:
- mit Gemmoextrakten von Heidelbeere, Preiselbeere.

bei Lebererkrankungen:
- mit Gemmoextrakten von Silberbirke, Rosmarin.

Dosierung und Dauer der Therapie:
- Zur Entgiftung morgens und mittags 2 ml kurmäßig 1- bis 2-mal jährlich über 4 Wochen.
- Bei Leber- und Nierenerkrankungen bis zur Beschwerdefreiheit morgens und mittags 2 ml.
- Bei akuten Blasenentzündungen bis zu 4-mal täglich 2 – 3 ml.

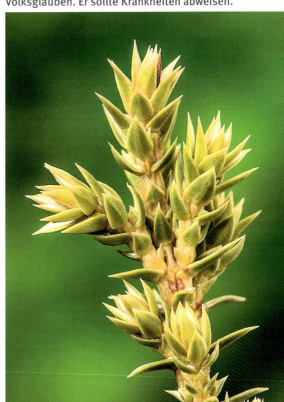

Der Wacholder ist ein wichtiges Gehölz im Volksglauben. Er sollte Krankheiten abweisen.

Walnussbaum

Juglans regia

Der Walnussbaum (Familie Walnussbaumgewächse) ist ein bis 25 Meter hoher, sommergrüner Baum, dessen Heimat im östlichen Mittelmeerraum bis Südostasien liegt. Von den Römern wurde er in Mitteleuropa eingebürgert. Karl der Große hat sehr zu seiner Verbreitung in unserer Region beigetragen. Die Einzelblätter der unpaarig gefiederten Blätter sind länglich-oval und glattrandig. Zur Blütezeit schmückt sich der Baum mit bis zu 15 Zentimeter lang hängenden, gelben Kätzchen, den männlichen Blüten. Die unscheinbaren weiblichen Blüten ähneln Knospen mit weißlich gelben oder rötlichen fadenförmigen Narben. Das Holz des Walnussbaums gilt wegen seiner Maserung als äußerst edel. In der Antike galten die Nüsse als Götterspeise. Im Christentum symbolisieren sie mit ihrer grünen Fruchthülle, der harten Schale und dem wohlschmeckenden Kern die Dreieinigkeit.

Verwendete Pflanzenteile: Knospen.

Inhaltsstoffe: Polyphenole, Tannine, Katechine, Flavonoide, Enzyme, Vitamine, Mineralstoffe.

Heilwirkung: Der Gemmoextrakt aus den Knospen wirkt stark entgiftend und entzündungshemmend, etwa bei vielen Entzündungen der Haut. Zusätzlich hat er einen positiven und regulierenden Effekt auf die geschwächte Bauchspeicheldrüse und unterstützt sie bei der Verdauung sowie bei der Insulinproduktion.

Haupteinsatzgebiete: Der Walnussbaum gilt in der Gemmotherapie als das wichtigste Hautmittel und wird eingesetzt bei Pickeln, Pusteln oder Akne, des Weiteren bei Hauterkrankungen wie chronische Hautentzündungen am ganzen Körper, Hautausschläge, infizierte Ekzeme und Unterschenkelgeschwüre. Zweiter Wirkungsschwerpunkt ist die Bauchspeicheldrüse. Der Extrakt hilft bei mangelnder Verdauungsleistung der Bauchspeicheldrüse mit Blähungen, Völlegefühl, bei Reizmagen und Reizdarm. Aufgrund der Wirkung auf die Insulin herstellenden Zellen in der Bauchspeicheldrüse kann der Extrakt des Walnussbaums unterstützend bei erhöhtem Blutzucker bei schlanken Menschen mit einem Diabetes mellitus Typ 2 eingesetzt werden. Außerdem Durchfälle nach einer Antibiotikatherapie.

Bewährte Kombinationen
bei Hauterkrankungen:

- mit hoch dosierten (orthomolekularen) Mitteln wie Zink.
- mit Gemmoextrakten von Schwarzer Johannisbeere, Heckenrose.

bei Beschwerden von Magen und Bauch:

- mit Gemmoextrakten von Feigenbaum, Rosmarin, Silberlinde.

Dosierung und Dauer der Therapie:

- Bei Hauterkrankungen und Problemen im Magen und Bauch morgens und mittags 2 ml bis zur Beschwerdefreiheit.

PFLANZENPORTRÄTS VON A BIS Z

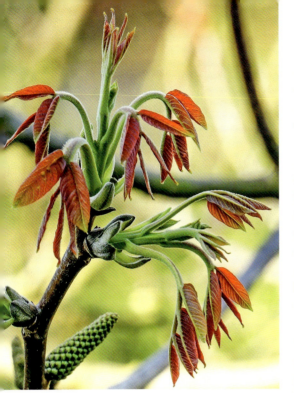

Die männlichen Blüten des Walnussbaums werden bereits im Sommer des Vorjahres angelegt.

- Bei chronischer Verdauungsschwäche der Bauchspeicheldrüse Dauertherapie: 1- bis 2-mal täglich (morgens und mittags) 2 ml.

Weinrebe

Vitis vinifera

Die Weinrebe (Familie Weinrebengewächse) ist nicht irgendeine Pflanze, sondern sie zählt zu den ältesten Kulturpflanzen. Ihr Anbau durch den Menschen lässt sich bis 5000 Jahre v. Chr. zurückverfolgen. Über Ägypten erfolgte die Ausbreitung im Mittelmeergebiet. Die Römer brachten den Weinanbau auch nach Mitteleuropa und besonders in die klimatisch wärmeren Regionen am Rhein. Die Weinrebe ist ein Kletterstrauch mit stark windenden Ranken, drei- bis fünflappig eingebuchteten Blättern und kleinen, in einer aufrechten Rispe stehenden Blüten. Er kann bis zu 20 Meter hoch werden. Der Wein aus den Früchten galt im Altertum als Symbol des Blutes der Götter. In der griechischen Mythologie war der ausgelassene Gott Dionysos der Gott des Weines. Schon in der Antike und im Mittelalter war die Heilwirkung der Weinrebe bekannt. Sie wurde unter anderem wegen ihrer beruhigenden Wirkung bei Nervosität eingesetzt, galt anregend auf den Magen-Darm-Trakt, half bei Durchblutungsstörungen und als Umschlag bei Hautproblemen.

Verwendete Pflanzenteile: Knospen.
Inhaltsstoffe: Polyphenole, Tannine, Flavonoide, Quercetine, Carotinoide, organische Säuren (Apfelsäure, Essigsäure, Bernsteinsäure), Enzyme und Vitamine.
Heilwirkung: Der Gemmoextrakt hat eine starke antientzündliche Wirkung sowohl bei akuten als auch chronischen Entzündungen, besonders bei entzündlichen und degenerativen Veränderungen der Knochen und Gelenke, bei Arthrosen und Rheumatismus. Dabei fördert er die Selbstheilungskräfte des Organismus. Zudem kräftigt der Gemmoextrakt die Venen.

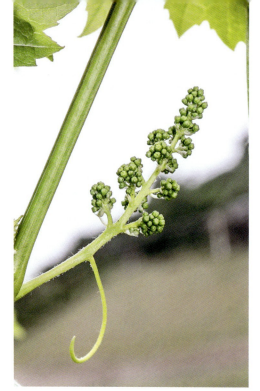

Die entzündungshemmende Wirkung der Weinrebe war auch in der Volksheilkunde bekannt.

Haupteinsatzgebiete: Die Knospen der Weinrebe sind in der Gemmotherapie das wichtigste Mittel bei akuten Entzündungen von Knochen und Gelenken sowie entzündlich aktivierten Arthrosen. Sowohl Entzündungen der kleinen Gelenke, wie gerötete, schmerzende und angeschwollene Fingergelenke, als auch Entzündungen der großen Gelenke, wie Knie, Hüften und Schultergelenke. Auch rheumatische Erkrankungen, chronische Venenschwäche mit Krampfadern und geschwollenen Beinen.

**Bewährte Kombinationen
bei Beschwerden und Entzündungen der Gelenke:**
- mit pflanzlichen Mitteln wie Teufelskralle, Brennnessel oder Weihrauch.

bei rheumatischen Beschwerden und Entzündungen der Gelenke:
- mit Gemmoextrakten von Silberbirke, Esche, Eiche, Schwarzer Johannisbeere.

bei Venenschwäche:
- mit Gemmoextrakt der Esskastanie.

Dosierung und Dauer der Therapie:
- Bei rheumatischen Beschwerden und Erkrankungen der Muskeln und Gelenke morgens und mittags 2 ml bis zur Beschwerdefreiheit – bei erneuten Beschwerden Therapie gegebenenfalls wiederholen.
- Bei starken Beschwerden 3-mal täglich bis zu 4 ml.
- Zur Kräftigung der Venen morgens und mittags 2 ml, bis die Beine nicht mehr geschwollen oder schwer sind.

Wolliger Schneeball

Viburnum lantana

Der Wollige Schneeball gehört zu den Geißblattgewächsen. Der sommergrüne, bis vier Meter hohe Strauch wächst in lichten Mischwäldern, an Wegrändern und wird als Ziergehölz in Parks und Gärten gepflanzt. Der Wollige Schneeball ist der »Schneeball im Sommer«. Seine weißen Blüten in kugeligen Rispen leuchten weithin. Die eiförmigen

Blätter sind unterseits dicht behaart, davon leitet sich der deutsche Name »Wolliger Schneeball« her. Die Früchte sind anfangs glänzend rot, zur Reifezeit färben sie sich schwarz. Die Heilwirkung des Wolligen Schneeballs kannte man schon im Mittelalter bei Bauchbeschwerden und Haarausfall.

Verwendete Pflanzenteile: Knospen.

Inhaltsstoffe: Polyphenole, Tannine, Gummi, Enzyme, Vitamine.

Heilwirkung: Der Gemmoextrakt der Knospen wirkt krampflösend, schleimlösend, Husten und Hustenreiz stillend und antientzündlich in den unteren Atemwegen. Bei allergischen Erkrankungen der Bronchien hat er einen antiallergischen Effekt.

Haupteinsatzgebiete: Der Wollige Schneeball ist in der Gemmotherapie das wichtigste Mittel für viele Erkrankungen der Lunge und der Bronchien und gilt als Heilmittel der unteren Atemwege. Er wird eingesetzt bei akuter Bronchitis mit Husten und Verschleimung. Auch bei spastischem Asthma und bei allergischen Krankheiten des Atemtraktes, wie Bronchitis und asthmoide Bronchitis bei Heuschnupfen sowie andere allergisch ausgelöste Atemprobleme. Auch bei trockenem und allergischem Husten ist der Wollige Schneeball angezeigt.

**Bewährte Kombinationen
bei Erkrankungen der Atemwege:**

- mit pflanzlichen Mitteln wie Efeu, Primelwurzel, Spitzwegerich, Schlüsselblume oder Thymian.
- mit Gemmoextrakten von Edeltanne, Hasel, Schwarzer Johannisbeere, Heckenrose. Falls Antibiotika nicht zu vermeiden sind, unterstützt der Wollige Schneeball eine schnelle Heilung.

Dosierung und Dauer der Therapie: Bei Erkrankungen der Atemwege morgens und mittags 2 – 3 ml sowie bei Bedarf 2 – 3 ml bis zu 4-mal täglich bis zur Beschwerdefreiheit.

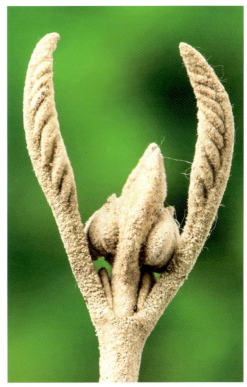

Bei Problemen mit den Bronchien und der Lunge ist der Schneeball-Extrakt angezeigt.

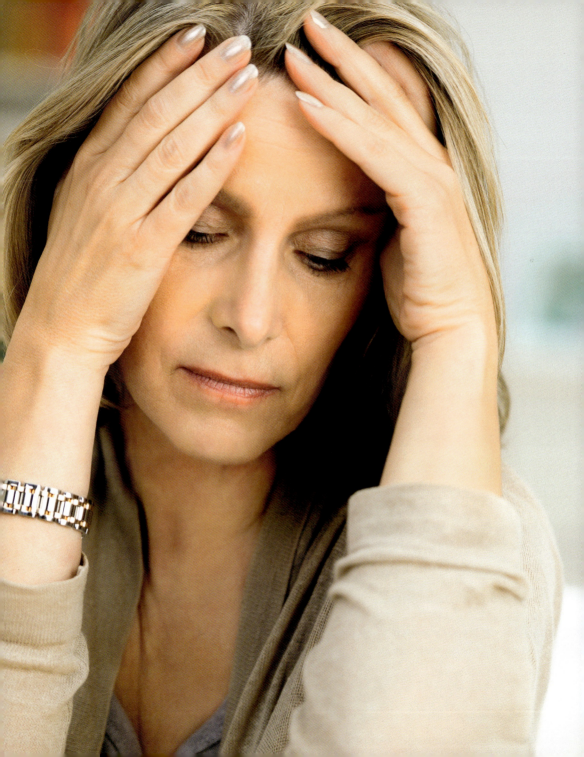

MIT GEMMOEXTRAKTEN BEHANDELN

VON ALLERGIEN BIS ZYKLUSSTÖRUNGEN – IN DIESEM KAPITEL STELLEN WIR IHNEN VIELE BESCHWERDEN VOR, BEI DENEN SICH DER EINSATZ VON GEMMOEXTRAKTEN ZUR HEILUNG ODER LINDERUNG BEWÄHRT HAT.

Krankheitsporträts von A bis Z **58**

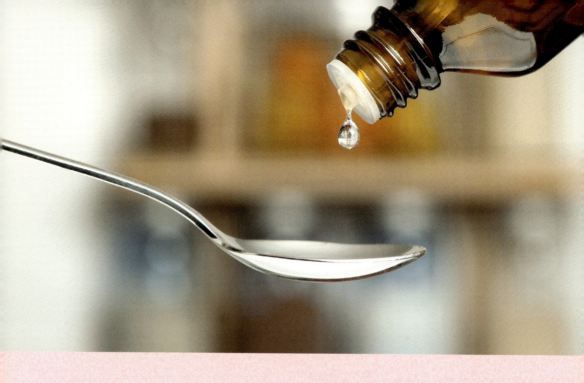

KRANKHEITSPORTRÄTS VON A BIS Z

Wie Sie bereits gelesen haben, können Gemmotherapeutika – allein oder in Kombination mit anderen naturheilkundlichen und homöopathischen Heilmitteln – bei einer Vielzahl von Beschwerden eingesetzt werden. In diesem Kapitel beschreiben wir die häufigsten Krankheitsbilder und die Behandlung mit den Gemmoextrakten.
Aufbau der Krankheitsbilder: Nach einem einleitenden Text über die Krankheit lesen Sie oft auftretende Symptome und wann Sie auf jeden Fall zu einem Arzt gehen sollten. Anschließend folgt eine Empfehlung der Behandlung mit den Gemmoextrakten. Da in der Naturheilkunde oft Arzneimittel mit unterschiedlicher Wirkweise gleichzeitig eingesetzt werden, nennen wir dann weitere Produkte zur Behandlung der beschriebenen Symptome. Dies ist sehr sinnvoll, da sich dadurch gemäß dem Bürgi-Prinzip eine Wirk-

verbesserung erreichen lässt. Der Schweizer Pharmakologe Emil Bürgi (1872 – 1947) forschte an der Universität Bern unter anderem über Arzneimittelwirkungen. Er postulierte, dass sich die Wirkung von Arzneimitteln desselben Ansatzes addiert, bei unterschiedlichem Ansatz aber sogar potenziert. Wenn man also die Gemmotherapie mit Arzneimitteln oder Therapieformen anderer Richtungen kombiniert, so kann daraus eine potenzierte Wirkung resultieren. Einen Überblick über die eingesetzten naturheilkundlichen Verfahren und die Dosierung der jeweiligen Mittel bekommen Sie auf Seite 61. Alle unter »Weitere Arzneimittel« genannten Präparate sind eine Auswahl. Es gibt meist auch in der Heilwirkung gleichwertige Mittel von anderen Herstellern. Unter »Zusätzlich hilft« folgen weitere Tipps, wie Sie die Beschwerden lindern können. Wenn wir nichts vorschlagen, richten Sie sich bei der Anwendung und Dosierung bitte nach der Packungsbeilage.

Hinweis: Bei den Empfehlungen für die Gemmoextrakte stehen keine Dosierungsvorschläge. Lesen Sie dazu bitte auf Seite 23 oder unter dem jeweiligen Pflanzenporträt ab Seite 27 nach.

Allergien und Heuschnupfen

Bei einer Allergie werden vom menschlichen Immunsystem gegen normalerweise für den Menschen harmlose Substanzen wie zum Beispiel Pollen, Hausstaub oder Tierhaare und oft auch Nahrungsmittel Abwehrstoffe gebildet, die entweder unmittelbar oder zeitverzögert zu unterschiedlichsten, meist entzündlichen Symptomen auf der Haut und den Schleimhäuten führen können. Unbehandelt können allergische Erkrankungen, aber auch Nahrungsmittelunverträglichkeiten die Lebensqualität der Betroffenen stark mindern.

Zum Arzt! Eine Allergie ist eine chronische Erkrankung, die ärztliche Diagnostik und Therapie erfordert. Bei akuter Atemnot oder anaphylaktischen Schockzuständen infolge allergischer Reaktionen handelt es sich um eine ärztliche Notfallsituation.

Symptome: Allergische Symptome können saisonal bedingt oder dauerhaft das ganze

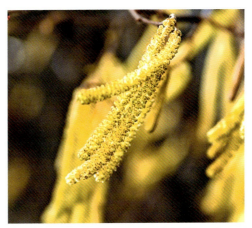

Auf die Haselpollen reagieren viele Menschen allergisch. Sie werden vom Wind verbreitet.

Jahr über auftreten. Häufig leiden Allergiker zur Pollenflugzeit unter einer Bindehautentzündung der Augen und einer Beeinträchtigung der oberen Atemwege, dem sogenannten Heuschnupfen. Sind die unteren Atemwege betroffen, kann es zu Husten, Atembeschwerden oder zu Asthma kommen. Im Magen-Darm-Trakt können Erbrechen oder Durchfälle allergisch bedingt sein, auf der Haut juckende, trockene oder auch nässende Hautdefekte als Folge einer Kontaktallergie.

Behandlung mit Gemmotherapeutika:
- Schwarze Johannisbeere: Hauptmittel bei Allergien – »Kortison« der Gemmotherapie ▶ siehe Seite 46.
- Heckenrose: bei Beschwerden der oberen Atemwege ▶ siehe Seite 35.
- Wolliger Schneeball: bei trockenem, krampfartigem Husten ▶ siehe Seite 54.
- Tanne: bei Verschleimung ▶ siehe Seite 27.
- Hasel: zur Stärkung der Lunge und des Bronchialsystems ▶ siehe Seite 34.

Weitere Arzneimittel: Spenglersan® K-Allsan Nasentropfen zum Sprühen (Allergiespray); Spenglersan® Kolloid K Tropfen zum Einreiben (Allergiemittel); Neolin Entoxin® Tropfen, Luffeel® Tabletten und Proal spag. Peka® N Tropfen (alle drei zur Heuschnupfenbehandlung).

Schüßler-Salze: Nr. 2 Calcium phosphoricum D6 (zur Zellmembranstabilisierung); Nr. 3 Ferrum phosphoricum D12 (bei plötzlich einsetzenden Beschwerden); Nr. 8 Natrium chloratum D6 und Nr. 10 Natrium sulfuricum D6 (bei Fließschnupfen, Niesen, tränenden Augen).

Zusätzlich hilft: Bekannte Allergieauslöser, wenn möglich, meiden. Abends duschen und die Haare waschen, damit die Pollen entfernt werden. Fenster während der Pollenflugzeit weitgehend geschlossen halten, nur kurz lüften. Wäsche nicht im Freien trocknen. Nasenspülungen mit Salzwasser (4,5 Gramm Salz auf 0,5 Liter abgekochtes Wasser). Entspannungsübungen wie progressive Muskelentspannung nach Jacobson.

Arthritis und Arthrose

Arthritis und Arthrose sind die häufigsten Erkrankungen, die Schmerzen an den Gelenken verursachen. Mit Arthrose bezeichnet man einen übermäßigen Verschleiß der Gelenke. Es handelt sich um einen langsam fortschreitenden Krankheitsprozess. Im Unterschied dazu ist die Arthritis eine akute entzündliche Gelenkerkrankung, von der große und kleine Gelenke betroffen sein können. Oft treten beide Erkrankungen wechselseitig bedingt auf.

Zum Arzt! Bei den Anzeichen einer Arthritis ist eine ärztliche Abklärung der Ursachen notwendig, da eine spezifische antientzündliche Therapie erforderlich sein kann.

Symptome: Eine Arthritis zeigt sich durch starke Schmerzen mit Rötung, Schwellung und Überwärmung der Gelenke. Eine Ar-

ZUSÄTZLICHE THERAPIEFORMEN

Neben den Gemmotherapeutika empfehlen wir noch Mittel aus anderen naturheilkundlichen Methoden. Dosieren Sie bitte nach Beipackzettel.

HOMÖOPATHIE

Begründer der Homöopathie ist Dr. Samuel Hahnemann (1755 – 1843).

Die klassische Homöopathie wählt nach dem Ähnlichkeitsprinzip Substanzen zur Therapie, die beim Gesunden dieselben Symptome hervorrufen würden, die der Kranke zeigt. Zudem werden die Substanzen potenziert. Bei einer akuten Krankheit sollte man D-Potenzen einnehmen, zum Beispiel 3-mal täglich 5 Globuli D6. Bei chronischen oder psychischen Erkrankungen sind höhere Potenzen wie C30 oder Hochpotenzen wie C200 nötig. Diese Potenzen eignen sich nicht für eine Selbstmedikation.

Homöopathische Komplexmittel bestehen aus mehreren homöopathischen Einzelmitteln, die sich gegenseitig verstärken oder ergänzen.

SCHÜSSLER-SALZE-THERAPIE

Diese Therapie geht auf Dr. Schüßler (1821 – 1898) zurück. Er entdeckte, dass man krank wird, wenn in den Zellen bestimmte Mineralstoffe fehlen. Durch Gabe der potenzierten Mineralsalze kommt es zur Regeneration der Zellen. Bei akuten Erkrankungen nimmt man meist alle 15 Minuten 1 Tablette bis zum Abklingen der Beschwerden, danach wie bei chronischen Beschwerden 3-mal täglich 1 – 2 Tabletten.
Heiße 7 bzw. 11: Zehn Tabletten in heißem Wasser auflösen und trinken.

BACH-BLÜTEN-THERAPIE

Dr. Edward Bach (1886 – 1936) entwickelte diese Therapie. Er postulierte als Ursache verschiedener Gesundheitszustände einen Konflikt zwischen Seele und Persönlichkeit. Diesen Gesundheitszuständen ordnete er Blüten und Pflanzenteile zu. Von den Notfalltropfen verabreicht man in Notsituationen 1 – 2 Tropfen. Standarddosierung der anderen Blüten: 4-mal täglich 4 Tropfen.

SPAGYRIK

Spagyrika werden nach alchemistischen, auf Paracelsus beruhenden Erkenntnissen hergestellt. Hierbei werden die Ausgangsstoffe erst getrennt und dann wieder vereinigt. Dadurch sollen die Heilmittel veredelt und ihre arzneiliche Wirkung verstärkt werden.

> **TIPP**
>
> **QUARKWICKEL**
>
> Legen Sie ein Stück Küchenpapier auf ein Baumwolltuch. Dann streichen Sie Magerquark etwa einen halben Zentimeter dick auf das Küchenpapier. Das Ganze wickeln Sie mit der Quarkseite nach unten um das entzündete Gelenk. Ein Quarkwickel muss mindestens 15 Minuten, gern auch länger, einwirken und sollte wenigstens einmal täglich, bei Bedarf auch öfter angewendet werden.

throse kann ebenfalls starke Schmerzen bereiten, zunächst bei Bewegung, später auch in Ruhe, zusätzlich Bewegungseinschränkung und Gelenkverformung.

Behandlung mit Gemmotherapeutika bei Arthritis:

- Schwarze Johannisbeere: antientzündliche Wirkung ▸ siehe Seite 46.
- Weinrebe: antientzündliche Wirkung, auch bei chronischen Entzündungen
  ▸ siehe Seite 53.
- Heckenrose: antientzündliche Wirkung
  ▸ siehe Seite 35.

bei Arthrose:

- Weinrebe: antientzündliche Wirkung, vor allem bei chronischen Entzündungen
  ▸ siehe Seite 53.
- Heckenrose: antientzündliche Wirkung
  ▸ siehe Seite 35.

Weitere Arzneimittel
bei Arthritis: Traumeel® Tropfen / Tabletten, Regazym® Tabletten (pflanzliches Enzympräparat), Rheuma-Hek® Tabletten (mit Brennnessel), Doloteffin® Tabletten (mit Teufelskralle) bei akuten Entzündungen.
bei Arthrose: Zeel® comp. N Tabletten oder Spenglersan® Kolloid R Tropfen zum Sprühen, BosVay® Kapseln (Weihrauch).
Schüßler-Salze: Nr. 1 Calcium fluoratum D12 (bei Gelenk-, Sehnen- und Muskelbeschwerden); Nr. 8 Natrium chloratum D6 (bei Knorpel- und Bandscheibenschäden).
Zusätzlich hilft: Basenbäder ▸ siehe Seite 76 (Tipp); basische Gelenkumschläge mit Lösung für basische Bäder; Kohlwickel ▸ siehe Seite 75, Quarkwickel (siehe Tipp links).

Asthma bronchiale

Asthma bronchiale ist eine entzündliche, überreaktive Atemwegserkrankung, die zwei unterschiedliche Ursachen haben kann. Sie kann einerseits durch allergische Reaktionen zum Beispiel auf Blütenpollen, Schimmelpilzsporen oder Hausstaubmilben, aber auch durch Nahrungsmittel, Insektengifte oder auf Tierhaare hervorgerufen werden (»extrinsisches Asthma«). Andererseits gibt es nicht-allergische Auslöser wie Infekte, kalte Luft, körperliche Anstrengung oder Stress (»intrinsisches Asthma«). Die Mehrzahl der

Betroffenen, vor allem sind es Kinder, erkranken an einer Mischform.

Zum Arzt! Asthmapatienten müssen je nach Schweregrad ihrer Erkrankung mit den entsprechenden schulmedizinischen Medikamenten ausgestattet sein. Bei schweren Asthmaanfällen sollte ein Notarzt benachrichtigt werden.

Symptome: Das Hauptsymptom bei Asthma bronchiale ist eine plötzlich auftretende, anfallsartige Luftnot, bei der die Ausatmung verlängert oder erschwert ist. Häufig beginnt der Anfall mit krampfartigem Husten, wobei meist ein Pfeifen zu hören ist. Beendet wird der Anfall oft mit Abhusten von zähem, glasigem Schleim.

Behandlung mit Gemmotherapeutika:

- Schwarze Johannisbeere: antientzündliche Wirkung – »Kortison« der Gemmotherapie ▶ siehe Seite 46.
- Wolliger Schneeball: stark krampflösend und antiallergisch, Reinigungsmittel der Lungen und Bronchien ▶ siehe Seite 54.
- Silberlinde: angstlösend, nervenstärkend, beruhigend, entspannend ▶ siehe Seite 49.
- Hasel: zur Stärkung der Lunge und des Bronchialsystems ▶ siehe Seite 34.

Weitere Arzneimittel: Broncho-Entoxin® N Tropfen (entkrampfendes Hustenmittel); Tartephedreel® Tropfen (mit Brechweinstein, bei chronischem Asthma, nicht bei Kindern unter 12 Jahren); Opsonat® Tropfen (zur Regenerierung der Schleimhaut); Notfalltropfen der Bach-Blüten (zur Beruhigung).

Schüßler-Salze: Nr. 7 Magnesium phosphoricum D6 als »heiße 7« ▶ siehe Seite 61 (entkrampfend); Nr. 5 Kalium phosphoricum D6 (Nervensalz); Nr. 2 Calcium phosphoricum D6 (Stärkungsmittel).

Zusätzlich hilft: Warme Brustwickel mit warmem Wasser. Sitzende Lagerung während des Anfalls. Bekannte Allergene, wenn möglich, vermeiden. Generell viel Wasser und leichte Tees (zum Beispiel Thymiantee) trinken. Kuhmilch wegen Verschleimung vermeiden. Moderate Bewegung. Atem- und Entspannungsübungen wie progressive Muskelentspannung nach Jacobson.

Blasenentzündung

Eine Blasenentzündung ist eine typische Frauenkrankheit. Meist gelangen wegen der kurzen Harnröhre bakterielle Krankheitserreger aus dem Darm über die Harnröhre in die Harnblase und führen zu einer Entzündung. Faktoren wie Kälte und Nässe, aber auch Stress oder Medikamente begünstigen die Entzündung. Oft tritt eine Blasenentzündung nach dem Geschlechtsverkehr auf. Da in der Regel Bakterien die Auslöser der Entzündung sind, muss die Krankheit sehr ernst genommen werden. Es besteht immer die Gefahr, dass die Erreger über die Harnleiter bis in die Nieren aufsteigen.

Zum Arzt! Klingt eine Blasenentzündung trotz der Eigenbehandlung nicht innerhalb von zwei bis drei Tagen ab, muss ein Arzt konsultiert werden. Das gilt auch bei Fieber oder Schmerzen in der Nierengegend sowie blutigem Urin, damit eine antibiotische Therapie eingeleitet werden kann.

Symptome: Meist als erste Anzeichen brennende, ziehende Schmerzen beim Wasserlassen und häufiger Harndrang mit kleinen Mengen Urin; auch Druckschmerz in der Blasengegend oder krampfartige Schmerzen oberhalb des Schambeins. Oft ist der Urin trüb und übel riechend.

Behandlung mit Gemmotherapeutika:

- Preiselbeere: wirkt stark desinfizierend bei akuten Harnwegsinfektionen und zur Vorbeugung gegen immer wiederkehrende Blasenentzündungen ▸ **siehe Seite 42**.
- Heidelbeere: hemmt Entzündungen im Harntrakt ▸ **siehe Seite 37**.
- Wacholder: entzündungshemmend und entwässernd, hilft bei akuten und immer wiederkehrenden Blasenentzündungen, kann begleitend zu schulmedizinischen Medikamenten bei Nierenbeckenentzündungen eingesetzt werden ▸ **siehe Seite 50**.
- Silberlinde: reguliert das seelische Gleichgewicht und bringt eine ausgeglichene Stimmung ▸ **siehe Seite 49**.

Weitere Arzneimittel: Angocin® Tabletten (mit Kapuzinerkresse und Meerrettichwurzel, zur Infektabwehr); Reneel® NT Tabletten (bei akuter Blasenentzündung); Uresin® Tropfen (bei Harnwegsinfekten); Cystinol® N Lösung (mit Goldrute und Bärentraubenblättern, zur Durchspülung der Harnwege); Akutur® spag. Peka Tropfen (bei akuten Harnwegsinfekten), Spenglersan® Kolloid G Tropfen zum Sprühen (generell zur Abwehrstärkung).

Zusätzlich hilft: Zur Durchspülung der Blase zusätzlich viel warmes Wasser und Kräutertees trinken. Auf warme Füße achten, jeden Abend ein ansteigendes Fußbad machen ▸ **siehe Seite 68**; den Unterleib warm halten und so oft wie möglich eine Wärmflasche oder ein angewärmtes Körnerkissen auf den Blasenbereich legen. Bei wiederkehrenden Blasenentzündungen muss die Infektabwehr gestärkt werden. Regelmäßiges Saunieren kann sinnvoll sein.

Bronchitis

Eine akute Bronchitis ist eine Schleimhautentzündung der unteren Atemwege, wobei neben den Bronchien auch Luftröhre und Kehlkopf betroffen sein können. Ursache ist in den meisten Fällen eine Virusinfektion. Oft ist die Bronchitis Folge einer viralen Infektion der oberen Atemwege wie Schnupfen oder Nasennebenhöhlenentzündung. Viele Patienten leiden nach einer akuten unter einer chronischen Bronchitis, die vor allem im Winter durch quälenden Husten schlimmer werden kann.

Zum Arzt! Wird der abgehustete Schleim gelblich bis grünlich, kann dies auf eine sogenannte bakterielle Sekundärinfektion hinweisen, die sogar eine Lungenentzündung

nach sich ziehen kann. Deshalb muss in dieser Situation ein Arzt aufgesucht werden.
Symptome: Zu Beginn einer Bronchitis trockener, quälender Husten, der im Krankheitsverlauf in Husten mit weißlicher Schleimbildung übergeht. Das Abhusten ist zwar schmerzhaft, sorgt aber für eine Reinigung der Bronchien. Häufig tritt als Zeichen der gesteigerten Abwehr Fieber auf.
Behandlung mit Gemmotherapeutika:

- Wolliger Schneeball: Reinigungsmittel für die Bronchien und die Lunge, vor allem bei chronischer Bronchitis ▶ siehe Seite 54.
- Schwarze Johannisbeere: antientzündliche Wirkung – »Kortison« der Gemmotherapie ▶ siehe Seite 46.
- Heckenrose: stärkt die Immunabwehr bei akuten und chronischen Erkrankungen im gesamten Hals-Nasen-Ohren-Bereich wie Schnupfen, Halsentzündungen oder Bronchitis ▶ siehe Seite 35.
- Hasel: wichtiges Lungenheilmittel, auch entzündungshemmend ▶ siehe Seite 34.

Weitere Arzneimittel: Broncho-Entoxin® N Tropfen (entkrampfendes Hustenmittel), Bronchobini® (Hustenmittel, auch für Kinder ab 6 Monaten geeignet), Drosera comp. Cosmoplex® Tabletten (bei festsitzendem Husten, nächtlichen Hustenkrämpfen).
Schüßler-Salze: Nr. 3 Ferrum phosphoricum D12 (das Immunsystem unterstützend), Nr. 4 Kalium chloratum D6 (Schleimhautsalz), Nr. 6 Kalium sulfuricum D6 (bei Entzündung, gelbem Schleim), Nr. 10 Natrium sulfuricum D6 (Ausscheidungssalz).
Zusätzlich hilft: Inhalieren mit Meersalz (11 Gramm Salz auf 1 Liter Wasser); warmer oder bei Fieber kalter Brustwickel, dem bei Verträglichkeit einige Tropfen des ätherischen Thymian-, Salbei- und Myrtenöls zugesetzt werden können. Bei trockenem Husten Tee aus schleimhaltigen Pflanzen wie Huflattich, Spitzwegerich oder Isländisch Moos sowie Monapax® Hustensaft, bei Schleimproduktion Tee aus Efeu oder Thymian sowie Broncholitan® Hustensirup.

Depressive Verstimmung

Als depressive Verstimmung werden krankhafte Veränderungen der Stimmungslage eines Menschen bezeichnet. Unterschied-

> **TIPP**
>
> **ZWIEBELSAFT GEGEN HUSTEN**
>
> Schälen Sie einige Zwiebeln und schneiden sie in dünne Scheiben. Schichten Sie die Scheiben dann in ein Deckelglas und geben dabei auf jede Lage einen Esslöffel Rohrzucker. Nach ca. 2 Stunden hat sich der erste Zwiebelsaft gebildet, der mehrmals täglich löffelweise eingenommen werden kann. Der Saft hält sich bei Zimmertemperatur ca. 2 – 3 Tage.

lichste Faktoren können hierbei eine Rolle spielen, etwa eine erbliche Veranlagung, die Jahreszeit, kritische Lebensereignisse oder auch körperliche oder geistige Über- oder Unterforderung. Vorübergehende Stimmungstiefs sowie Zeiten mit geringerer Leistungsfähigkeit gehören zum Leben eines jeden Menschen und können gut mit naturheilkundlichen Mitteln gebessert werden.

Zum Arzt! Bei länger anhaltenden oder immer wiederkehrenden depressiven Verstimmungszuständen muss unbedingt ein Arzt konsultiert werden.

Symptome: Niedergeschlagenheit und Traurigkeit, Lustlosigkeit, Antriebsarmut, Konzentrationsstörungen oder Selbstzweifel; auch körperliche Symptome wie eine ungewohnt schnelle Erschöpfung, Appetitlosigkeit, nervöse Magen-Darm-Beschwerden, Druckschmerz im Oberbauch, Verstopfung oder Durchfälle, Schlafstörungen oder Herzprobleme.

Behandlung mit Gemmotherapeutika:

- Eiche: bei Antriebslosigkeit, Schwächezuständen, leichter Ermüdbarkeit, innerer psychischer Schwäche ▸ siehe Seite 28.
- Mammutbaum: stärkend bei psychischen Krisen, zu vielen Belastungen von außen ▸ siehe Seite 39.
- Silberlinde: das pflanzliche Antidepressivum, hilft bei Unruhe und Schlaflosigkeit ▸ siehe Seite 49.
- Feigenbaum: tief greifende Wirkung im psychischen Bereich, angstlösend und antidepressiv, lindert außerdem Magen-Darm-Beschwerden ▸ siehe Seite 33.
- Silberbirke: wirkt ausleitend und reinigend und reguliert den Säure-Basen-Haushalt ▸ siehe Seite 47.
- Edeltanne: bei stressbedingter Übersäuerung ▸ siehe Seite 27.

Weitere Arzneimittel: Nervoheel® Tabletten (bei Erschöpfung und depressiver Verstimmung); Neurodoron® Tabletten (bei nervöser Erschöpfung); Bach-Blüten, zum Beispiel Star of Bethlehem (bei nicht überwundenen Verletzungen wie schwerer Krankheit, Misserfolgen, Enttäuschungen), Gorse (bei Hoffnungslosigkeit) oder Rock Rose (bei akuten Angstzuständen).

Schüßler-Salze: Nr. 5 Kalium phosphoricum D6 (zur Nervenstärkung); Nr. 8 Natrium sulfuricum D6 (bei Mattigkeit); Nr. 16 Lithium chloratum D6 (bei schweren nervlichen Belastungen).

Zusätzlich hilft: Viel frische Luft und Licht; viel Bewegung, denn Ausdauersportarten wie Joggen oder Schwimmen wirken psychisch aufhellend. Bäder mit belebenden Zusätzen wie zum Beispiel Rosmarin oder Muskatellersalbei; Basenbäder zur Ausleitung von Säureschlacken ▸ siehe Seite 76 (Tipp). Bürstenmassagen zur Verbesserung der Durchblutung. Organisation geordneter Tagesabläufe mit regelmäßigen Mahlzeiten, Bewegungs- und Ruhephasen. Atem- und Entspannungsübungen, zum Beispiel autogenes Training oder Yoga.

Diabetes mellitus

Prinzipiell muss man bei Diabetes mellitus Typ 1 und Typ 2 unterscheiden. Der Typ-1-Diabetes entsteht meist in der Kindheit, Jugend oder im frühen Erwachsenenalter und ist gekennzeichnet vom Untergang der Insulin produzierenden Zellen in der Bauchspeicheldrüse. Typ-1-Diabetiker müssen lebenslang Insulin spritzen. Am Typ-2-Diabetes erkranken meist ältere Menschen, heute sind zunehmend auch jüngere, sogar Kinder betroffen; häufig sind sie übergewichtig. Überwiegende Ursache der erhöhten Blutzuckerwerte bei Typ-2-Diabetikern ist, dass die Körperzellen nicht auf das noch in der Bauchspeicheldrüse gebildete Insulin ansprechen (Insulinresistenz) und der Zucker nicht aus dem Blut in die Körperzellen transportiert werden kann. Eine Insulinresistenz entsteht besonders dann, wenn Menschen zu viel Bauchfett haben. Sehr häufig ist sie an andere Krankheiten wie Bluthochdruck, Fettstoffwechselstörungen und erhöhte Harnsäurewerte gekoppelt. Als Folgen des gestörten Zuckerstoffwechsels treten Durchblutungsstörungen und Nervenschädigungen auf.

Zum Arzt! Reichen die unter »Unbedingt notwendig« (siehe rechts) genannten Maßnahmen sowie naturheilkundliche Therapieverfahren nicht aus, müssen die Patienten zunächst Antidiabetika einnehmen und später eventuell ebenfalls Insulin spritzen.

Symptome: Die leichte Form ist meist symptomlos und wird bei einer Kontrolluntersuchung zufällig entdeckt.

Behandlung mit Gemmotherapeutika:
- Olivenbaum: reguliert den Zucker- und Fettstoffwechsel, verbessert die Durchblutung ▸ siehe Seite 41.
- Heidelbeere: unterstützt Zuckerstoffwechsel und Durchblutung ▸ siehe Seite 37.
- Walnussbaum: fördert die Bauchspeicheldrüsentätigkeit ▸ siehe Seite 52.
- Rosmarin und Wacholder: stärken die Leber ▸ siehe Seite 44 und 50.
- Esche: zum Abnehmen ▸ siehe Seite 30.

Weitere Arzneimittel: D. B.-Entoxin® N Tropfen und Glureg spag. Peka® Tropfen (zur Senkung des Blutzuckers); Spenglersan® Kolloid A Tropfen zum Sprühen und Vertigoheel® (zur Durchblutungsförderung). Schüßler-Salze: Nr. 9 Natrium phosphoricum D6 (bei Störungen im Zuckerstoffwechsel und bei Durchblutungsstörungen); Nr. 10 Natrium sulfuricum D6 (zur Stärkung der Bauchspeicheldrüse).

Unbedingt notwendig: Gewichtsreduktion; bereits eine Gewichtsabnahme um sieben bis zehn Prozent zeigt sichtbare Effekte auf die Blutzuckerwerte und den Blutdruck. Ernährungsumstellung, das heißt Reduktion leicht verdaulicher Kohlenhydrate wie Weißmehl und Haushaltszucker, dafür mehr Gemüse und Obst; Meiden von Fertiggerichten. Ausdauersport wie Nordic Walking, Joggen, Schwimmen oder Fahrradfahren.

Durchblutungsstörungen

Alle Körperzellen sind auf die ausreichende Versorgung mit Sauerstoff und Nährstoffen über das arterielle Blut (Arterien transportieren sauerstoffreiches Blut von den Lungen in den Körper) sowie den Abtransport von Stoffwechselendprodukten über die Venen ▸ siehe Seite 85 und das Lymphsystem angewiesen. Werden Abschnitte des arteriellen Gefäßsystems nicht ausreichend durchblutet, spricht man von Durchblutungsstörungen. Wenn die großen Blutgefäße wie die Hauptschlagader, die Herzkranzgefäße oder die großen, das Gehirn versorgenden Arterien betroffen sind, liegt eine Makrozirkulationsstörung vor, bei einer Durchblutungsstörung der kleinen Arterien und der Endstrecken der Gefäße (Kapillaren) eine Mikrozirkulationsstörung. Als Ursachen kommen eine Gefäßverkalkung, aber auch Gefäßkrämpfe, Bluthochdruck oder eine schlechte Fließfähigkeit des Blutes in Frage. Chronische Durchblutungsstörungen treten eher bei älteren Menschen auf. Akute Durchblutungsstörungen können vorübergehend sein und sich zum Beispiel als Herzschmerz bemerkbar machen, der bei jüngeren Menschen oft stressbedingt auftritt.

Zum Arzt! Da akute Durchblutungsstörungen lebensbedrohliche Folgen wie einen Herzinfarkt oder Schlaganfall haben können, ist bei Verdacht auf Durchblutungsstörungen eine ärztliche Abklärung unbedingt notwendig.

Symptome: Durchblutungsstörungen der kleinen Gefäße können zu Kopfschmerzen, Sehstörungen, Schwindel, kalten oder blau verfärbten Händen und Füßen, weißen Händen oder Fingern führen, Durchblutungsstörungen der großen Gefäße können Bauchschmerzen nach dem Essen, Brustschmerzen oder die sogenannte Schaufensterkrankheit hervorrufen. Die Krankheit heißt deswegen so, da die Betroffenen (meist Raucher oder Menschen, die früher viel geraucht haben) aufgrund der Durchblutungs-

> ## TIPP
>
> ### DIE DURCHBLUTUNG FÖRDERN
> Zur Durchblutungsförderung eignen sich temperaturansteigende Armbäder. Füllen Sie eine Plastikwanne, in der Sie Ihre Unterarme bequem baden können, mit 35-°C-warmem Wasser und steigern Sie die Temperatur innerhalb von 15 Minuten durch die vorsichtige Zugabe von heißerem Wasser bis auf 39 °C. Wenden Sie das Armbad ein- bis zweimal pro Woche abends an.
> Auf die gleiche Weise können Sie auch ansteigende Fußbäder machen. Füllen Sie das Wasser so hoch, dass es auch die Knöchel bedeckt.

störungen in den Beinen Schmerzen haben, nicht mehr weitergehen können und zum Beispiel vor einem Schaufenster stehen bleiben, bis die Schmerzen nachlassen.

Behandlung mit Gemmotherapeutika:
- Olivenbaum: wirkt blutdrucksenkend und verbessert die Fließfähigkeit des Blutes ▸ siehe Seite 41.
- Heidelbeere: durchblutungsfördernd in den kleinen Gefäßen ▸ siehe Seite 37.
- Mammutbaum: tonisierend bei Erschöpfung ▸ siehe Seite 39.
- Silberlinde: entspannend und krampflösend ▸ siehe Seite 49.

Weitere Arzneimittel: Spenglersan® Kolloid A Tropfen zum Sprühen, Ginkgo Meckel® Tropfen (zur Verbesserung der Durchblutung); Vertigoheel® (zur Verbesserung der Durchblutung der kleinen Gefäße); Viscum Entoxin® N (mit Mistel, zur Blutdrucksenkung); Cralonin® Tropfen (mit Weißdorn, bei Herzbeschwerden, auch stressbedingt). Schüßler-Salze: Nr. 1 Calcium fluoratum D12, Nr. 2 Calcium phosphoricum D6, Nr. 3 Ferrum phosphoricum D12, Nr. 7 Magnesium phosphoricum D6, je 3–5 Tabletten in Wasser gelöst täglich trinken.

Zusätzlich hilft: Vitaminreiche, cholesterinarme Ernährung; viele Zwiebelgewächse wie Knoblauch oder Bärlauch essen, sie wirken durchblutungsfördernd. Ausdauersport, etwa schnelles Spazierengehen, Walken oder Joggen; beginnen Sie langsam mit 15 Minuten täglich, steigern Sie sich auf 60 Minuten täglich. Dadurch wird der Körper angeregt, im nicht mehr ausreichend durchbluteten Gewebe kleine »Umgehungskreisläufe« zu produzieren, die sogenannten körpereigenen Bypässe. Wechselduschen. Ausreichend trinken. Entspannungsverfahren wie progressive Muskelentspannung nach Jacobson oder autogenes Training.

TIPP

KNOBLAUCH-ZITRONEN-KUR

Sie benötigen 30 geschälte Knoblauchzehen und 5 klein geschnittene, ungeschälte Naturzitronen. Zerkleinern Sie alles im Mixer, setzen die Masse mit 1 Liter Wasser auf und bringen sie zum Kochen, jedoch nur einmal aufwallen lassen. Danach abseihen, den Sud in eine Flasche füllen und kalt aufbewahren.
Trinken Sie davon täglich 1 Likörglas vor oder nach einer Hauptmahlzeit (man riecht nach der Einnahme nicht nach Knoblauch). Nach 3 Wochen machen Sie 1 Woche Pause, dann folgt eine zweite 3-wöchige Einnahme. Die Kur verbessert die Durchblutung. Sie können sie 1- bis 2-mal jährlich durchführen.

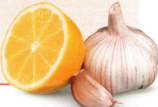

ERKÄLTUNGSZEIT IST GEMMOZEIT

Erkältungen treffen uns vor allem im Winter. Aber auch im übrigen Jahr lauern allerorten Viren, die Husten, Schnupfen oder Halsentzündung auslösen.

Durch den Mix aus kalter Winterluft und trockener Heizungsluft sind die Schleimhäute von Nase, Rachen und Bronchien angegriffen. Viren haben nun ein leichtes Spiel. Bei dem einen kitzelt es zuerst in der Nase, er muss niesen, dann beginnt die Nase zu »laufen«. Der andere wacht morgens mit Halsweh, gerötetem Rachen und Schluckbeschwerden auf. Im weiteren Verlauf der Erkältung oder des grippalen Infekts kann eine Nasennebenhöhlenentzündung dazukommen, wenn durch Anschwellen der Schleimhäute in der Nase der Abfluss von Schleim aus den Nebenhöhlen behindert wird. Zusätzlich können sich die Mandeln, die Stimmbänder und der Kehlkopf entzünden. »Rutscht« die Infektion in den Bereich der unteren Atemwege, versucht der Körper, den Schleim durch Husten wieder nach außen zu befördern. Es kann sich eine Bronchitis
▸ siehe Seite 64 entwickeln.

DIE GEMMO-JOKER GEGEN ERKÄLTUNG

Joker Nr. 1 – Heckenrose: Die jungen Triebe der Heckenrose sind das Hauptheilmittel bei Erkrankungen im gesamten Hals-Nasen-Ohren-Bereich. Das gilt sowohl für den lästigen Fließschnupfen mit schmerzendem Rachen als auch für die Kehlkopfentzündung, bei der man kein Wort mehr sprechen kann, oder für die unangenehme Nasenschleimhautentzündung.

Joker Nr. 2 – Wolliger Schneeball: Die Knospen des Wolligen Schneeballs sind ein wichtiges Mittel für die akute Bronchitis. Der Extrakt daraus wirkt krampflösend und insbesondere schleimlösend und bringt bei Husten, sogar mit gelb-grünlichem Auswurf, sowie bei Hustenkrämpfen noch am selben Tag eine Erleichterung. Sie können viel leichter abhusten und der Schleim wird lockerer und heller.
Wichtig: Falls ein Antibiotikum notwendig ist, sollten Sie auf die ausgezeichnete Begleittherapie mit Wolligem Schneeball nicht verzichten.

Joker Nr. 3 – Edeltanne: Die Knospen der Edeltanne sind extrem reichhaltig an Mineralstoffen. Da diese Stoffe sehr stark Wasser binden, ist die Edeltanne ein exzellenter Schleimlöser bei Infekten in den Nasennebenhöhlen und in den unteren Atemwegen, den Bronchien.

Joker Nr. 4 – Schwarze Johannisbeere:
Die Knospen der Schwarzen Johannisbeere sind das wichtigste Entzündungsmittel. Aufgrund der starken entzündungshemmenden Kraft sind sie bei allen Erkältungskrankheiten und grippalen Infekten empfehlenswert, insbesondere auch bei viralen Infekten mit Gliederschmerzen und allgemeinem Krankheitsgefühl. Die Schwarze Johannisbeere hat einen sehr guten Synergieeffekt mit den anderen antientzündlichen Gemmotherapeutika und verbessert noch deren Wirkung. Es ist also sinnvoll, bei allen hartnäckigen Infekten die Schwarze Johannisbeere zusätzlich zur Heckenrose oder zum Wolligen Schneeball einzusetzen.

Joker Nr. 5 – Mammutbaum: Jeder Infekt – ob mit oder ohne Antibiotikabehandlung – hinterlässt Spuren im Organismus. Man kann auch von einer »Restinfektion« sprechen, die man als Müdigkeit oder Antriebsarmut spürt. Umgangssprachlich heißt es dann, man kommt nicht »in die Gänge« und fühlt sich noch schlapp und kraftlos. Das Mittel der Wahl ist der Mammutbaum. Seine Triebe wirken belebend und erfrischend, geben Kraft und Stärke zurück. Der Extrakt ist ein richtiges Tonikum nach Erkältungsinfekten.

SO WENDEN SIE DIE GEMMOMITTEL RICHTIG AN

Suchen Sie die Mittel heraus, mit denen Ihre aktuellen Symptome behandelbar sind.

- Liegt eine akute Entzündung im Bereich der oberen Atemwege vor, so wählen Sie die Heckenrose und die Schwarze Johannisbeere aus.
- Soll schleimlösend gearbeitet werden, kombinieren Sie mit der Edeltanne.
- Liegt ein Husten im Bereich der Bronchien vor, fällt die Wahl auf den Wolligen Schneeball.

Die entsprechenden Gemmoextrakte nehmen Sie jeweils in der Dosierung von 2-mal 2 ml ein, und zwar morgens und mittags. Sollen mehrere Extrakte miteinander kombiniert werden, so können Sie alle zusammen in ein Glas mit Wasser geben und dann einnehmen.

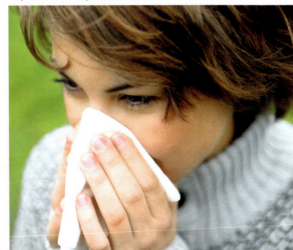

Das Gemmomittel Nr. 1 bei Schnupfen und Kehlkopfentzündung ist die Heckenrose.

Erschöpfung

In unserer modernen Gesellschaft leiden durch die täglich wachsenden Anforderungen immer mehr Menschen unter einem Zustand zunehmender Erschöpfung. Familie und Freunde, Haushalt und Beruf, eine Informationsflut über Mobiltelefone, E-Mails, Facebook oder Twitter sowie Nachrichten aus aller Welt werden zu einer Belastung, der wir nicht mehr gewachsen sind. Staus auf den Straßen, Hektik beim Einkauf im Supermarkt oder auch ständige Unterbrechungen bei einer Arbeit, auf die man sich konzentrieren muss, überfordern unsere Leistungsfähigkeit. Es fehlen dringend nötige Regenerationsphasen, als Folge stellt sich Erschöpfung ein.

Symptome: Neben Müdigkeit auch Kopf- oder Rückenschmerzen, wenig erholsamer Schlaf, Konzentrationsstörungen, Lustlosigkeit und Unentschiedenheit.

Behandlung mit Gemmotherapeutika:

- Mammutbaum: wirkt kräftigend bei Überforderung und stärkend bei körperlichen Schwächezuständen ▶ siehe Seite 39.
- Eiche: hilft bei leichter Ermüdbarkeit, Schwächezuständen und Antriebslosigkeit ▶ siehe Seite 28.
- Silberlinde: wirkt nervenstärkend und schlaffördernd ▶ siehe Seite 49.
- Rosmarin: zur Entgiftung des Organismus ▶ siehe Seite 44. **Achtung:** Nicht bei hohem Blutdruck anwenden!
- Silberbirke: bewirkt eine natürliche Ausleitung von Schadstoffen und Säureschlacken und entlastet so den gesamten Organismus ▶ siehe Seite 47.
- Edeltanne: bei stressbedingter Übersäuerung ▶ siehe Seite 27.

Weitere Arzneimittel: Vitasprint® Trinkampullen (Vitaminpräparat zur Verbesserung der Leistungsfähigkeit); Orgaplasma® Tabletten (aus Ginsengwurzel, Stärkungsmittel); Aminosyx® Nervenbalance (Nahrungsergänzungsmittel mit Aminosäuren und Vitaminen zur Verbesserung der Leistungsfähigkeit tagsüber und der Regeneration nachts).

Schüßler-Salze: Nr. 2 Calcium phosphoricum D6 (Aufbaumittel); Nr. 5 Kalium phosphoricum D6 (zur Nervenstärkung); Nr. 7 Magnesium phosphoricum D6 als »heiße 7« ▶ siehe Seite 61 (entkrampfend); Nr. 8 Natrium sulfuricum D6 (bei Mattigkeit).

Zusätzlich hilft: Werden Sie sich klar darüber, was Sie Energie kostet und womit Sie Energie tanken. Trinken Sie ausreichend (35 ml pro Kilogramm Körpergewicht); essen Sie ausgewogen und regelmäßig. Bewegung an frischer Luft. Entspannungsverfahren wie progressive Muskelentspannung nach Jacobson oder autogenes Training.

Fettstoffwechselstörungen

Fettstoffwechselstörungen sind gefährlich, weil sie die Entstehung von Gefäßverkalkungen und damit Durchblutungsstörungen

▸ siehe Seite 68 begünstigen. Dadurch steigt für den Betroffenen das Risiko, einen Herzinfarkt oder Schlaganfall zu erleiden. Fettstoffwechselstörungen können im Rahmen einer Blutuntersuchung festgestellt werden. Der Cholesterinwert, die Lipoproteine HDL, LDL und VLDL sowie die Triglyzeride sind in diesem Zusammenhang wichtig.

Symptome: Fettstoffwechselstörungen führen nicht unmittelbar zu Beschwerden. Sie werden im Rahmen von Laboruntersuchungen diagnostiziert. Häufig werden sie erst festgestellt, wenn es zu Durchblutungsstörungen mit den entsprechenden Symptomen ▸ siehe Seite 68 kommt.

Behandlung mit Gemmotherapeutika:
- Olivenbaum: senkt Cholesterin und Triglyzeride, zur Vorbeugung und Behandlung von Gefäßverkalkung ▸ siehe Seite 41.
- Esche: steigert die Ausscheidung der Harnsäure, hat außerdem cholesterinsenkende und gewichtregulierende Wirkung ▸ siehe Seite 30.
- Heidelbeere: durchblutungsfördernd in den kleinen Gefäßen ▸ siehe Seite 37.
- Rosmarin: unterstützend für Leber und Galle und damit gut für den Fettstoffwechsel ▸ siehe Seite 44.

Weitere Arzneimittel: lipoCorrect® Tabletten (bei erhöhten LDL-Werten); Roter Reis 600 mg Fairvital® Kapseln (bei erhöhten Cholesterinwerten); Omega-3-loges® Kapseln (Fischölpräparat, positive Wirkung auf die Cholesterinwerte); Ardeycholan® Tabletten (Artischockenpräparat, zur Anregung des Fettstoffwechsels).

Schüßler-Salze: Nr. 9 Natrium phosphoricum D6 (bei Störung der Fettverdauung).

Zusätzlich hilft: Bei Übergewicht Gewicht regulieren durch Diät; abends keine Kohlenhydrate zu sich nehmen; viel ballaststoffreiche Kost wie Gemüse und Obst essen. Regelmäßige Bewegung. Jeden Tag einen Apfel oder 75 Gramm getrocknete Äpfel essen; über 8 Wochen 1 Esslöffel Indische Flohsamenschalen zur Förderung der Verdauung vor dem Frühstück essen.

TIPP

QUARK-LEINÖL-DIP

Leinöl verbessert die Werte des Gesamtcholesterins und des LDL-Werts. Zur besseren Transportfähigkeit des Öls im Körper wird es in Quark eingenommen, denn Fette werden an Eiweiße gebunden transportiert.

Für den Dip benötigen Sie 1–3 Esslöffel Leinöl (Menge langsam steigern), ca. 100 g Magerquark, ca. 3 Esslöffel Wasser und 1 Prise Meersalz oder Himalaya-Salz. Verrühren Sie Leinöl, Quark, Wasser und Salz miteinander. Nach Belieben können Sie frische Kräuter, geraspelte Gemüse oder Gewürze zugeben. Sofort verzehren.

Gicht

Die Gicht ist eine Stoffwechselerkrankung, die zu einer Erhöhung der Harnsäure im Blut führt. In der Folge können sich Harnsäurekristalle an Gelenken ablagern und dort zu sehr schmerzhaften Entzündungsreaktionen führen. Unbehandelt kann es langfristig zu einer Schädigung der Nieren kommen. Besonders gichtgefährdet sind Menschen mit Übergewicht, Fettstoffwechselstörungen, Bluthochdruck und mit Zuckerkrankheit.

Zum Arzt! Wenn sich durch die naturheilkundliche Therapie die Stoffwechselsituation nicht verbessert, müssen vom Arzt harnsäuresenkende Medikamente eingesetzt werden. Bei Gichtanfällen muss man umgehend einen Arzt aufsuchen, um eine Schädigung des Gelenks zu verhindern.

> **INFO**
>
> **MINERALSTOFFE ZUM SÄUREAUSGLEICH**
>
> Gicht und Rheuma können unter anderem die Folge einer Übersäuerung des Organismus sein, etwa wenn Sie zu viel Fleisch essen oder zu viel Alkohol trinken. Durch die Zufuhr von Basen in Form von Mineralstoffen können die Säuren neutralisiert werden.

Symptome: Erhöhte Harnsäure im Blut führt lange Zeit zu keinen spürbaren Beschwerden, bis es dann, häufig nach einem opulenten Mahl mit Alkoholkonsum, zu einem Gichtanfall kommt. Meist tritt dabei eine höchst schmerzhafte Schwellung des Großzehengrundgelenks auf. Das geschwollene Gelenk ist äußerst berührungsempfindlich und gerötet, die Gelenkentzündung kann auch mit Fieber einhergehen. Im weiteren Verlauf können solche Gichtanfälle immer wieder schubweise auftreten.

Behandlung mit Gemmotherapeutika:
- Esche: steigert die Ausscheidung der Harnsäure, wirkt cholesterinsenkend und gewichtregulierend ▸ siehe Seite 30.
- Silberbirke: unterstützt bei allen Erkrankungen, bei denen es zu Ablagerungen von Stoffwechselendprodukten gekommen ist, verbessert die Leber- und Nierenfunktion ▸ siehe Seite 47.
- Wacholder: aktiviert die Leber- und Nierenfunktion und damit den gesamten Stoffwechsel ▸ siehe Seite 50.
- Schwarze Johannisbeere: wirkt antientzündlich und deshalb unterstützend bei Gichtanfällen ▸ siehe Seite 46.

Weitere Arzneimittel: Harnsäuretropfen Syxyl® (mit Herbstzeitlose und Berberitze) oder Restructa® SN Tabletten (mit Herbstzeitlose, Berberitze und Goldrute, beide Mittel bei Rheuma, Gicht); Spenglersan® Kolloid R Tropfen zum Sprühen (bei Beschwerden am Bewegungsapparat);

Basosyx® Tabletten (basische Mineralstoffe zum Säureausgleich, siehe Info links). Schüßler-Salze: Nr. 4 Kalium chloratum D6, Nr. 6 Kalium sulfuricum D6, Nr. 8 Natrium chloratum D6 und Nr. 9 Natrium phosphoricum D6.

Zusätzlich hilft: Ernährungsumstellung, um das Gewicht zu reduzieren. Alkohol, Kaffee und üppige Fleischmahlzeiten vermeiden; Verzicht auf purinreiche Lebensmittel wie Hülsenfrüchte, Fleisch, Wurst oder Fisch; basenreiche Kost mit viel Gemüse wie Blumenkohl, Kartoffeln, Brokkoli oder Gurken; viel trinken, am besten Wasser (täglich etwa 35 ml pro Kilogramm Körpergewicht). Regelmäßige Bewegung, die Spaß macht; geeignet sind zügige Spaziergänge, Radfahren oder Schwimmen, denn sie fördern die Harnsäureausscheidung. Bauen Sie Stress ab. Geschwollene Gelenke können Sie mit Cool-Pads, Quark- ▸ siehe Seite 62 (Tipp) oder Kohlwickeln (Tipp unten) behandeln.

Hautbeschwerden

Hauterkrankungen sind quälend – auch weil sie sich meist schlecht verbergen lassen. Hormonelle Einflüsse, Allergien, Nahrungsmittelunverträglichkeiten, Parasiten, Pilze, Viren oder Bakterien sowie Chemikalien können die Ursache sein. Auch psychischer Stress kann das Hautbild beeinträchtigen. Nicht umsonst spricht man von der Haut als dem Spiegel der Seele. Vor allem bei Frauen können bei schwachem Bindegewebe dellenförmige Einziehungen an der Hautoberfläche von Oberarmen, Oberschenkeln, Hüfte und Po entstehen, die berüchtigte Cellulite oder »Orangenhaut«. Das liegt daran, dass bei Frauen die Bindegewebsfasern parallel verlaufen und hier leicht Schlackenstoffe eingelagert werden können, die dann im Hautbild als Dellen erscheinen.

Zum Arzt! Bei Hautausschlägen mit Fieber muss eine ansteckende Infektionskrankheit ärztlicherseits ausgeschlossen werden. Akute und schmerzende Hauterscheinungen mit Bläschen sollte ebenfalls ein Arzt begutachten. Hauterscheinungen können auch auf innere Erkrankungen hinweisen.

TIPP

KOHLWICKEL

Quetschen Sie einige Weißkohlblätter, aus denen Sie zuvor die dicke Mittelrippe entfernt haben, mit einer Kuchenrolle, bis die Blätter glasig werden. Dann legen Sie sie auf das betroffene Gelenk und fixieren sie mit einer elastischen Binde. Zwei Stunden einwirken lassen, dann erneuern Sie den Wickel. Den schmerzstillenden und entzündungshemmenden Wickel sollten Sie einmal täglich mit stets frischen Blättern anlegen.

> **TIPP**
>
> **BASENBÄDER**
>
> Für ein Basenvollbad geben Sie 3 Esslöffel eines Basenbadpulvers (Apotheke) in die Badewanne. Die Badetemperatur sollte 36 – 37,5 °C und die Badezeit 30 – 90 Minuten betragen. Durch dieses Bad werden die natürlichen Regulationsabläufe der gesamten Haut angeregt. Deshalb sollten Sie nach dem Bad keine Körperlotion verwenden. Nach dem Bad etwas ruhen oder zu Bett gehen. Baden Sie ein- bis zweimal pro Woche.

Symptome: Das Erscheinungsbild von Hauterkrankungen ist vielfältig. Es können zum Beispiel Pickel, Pusteln, trockene oder nässende Ekzeme, Hautflecken oder Schuppen auftreten. Weitere Symptome sind Juckreiz, Rötungen, Brennen oder Knötchen.

Behandlung mit Gemmotherapeutika:

- Walnussbaum: wirkt antientzündlich und heilend bei Pickeln, Pusteln oder Akne, Hautausschlägen, infizierten Ekzemen, Unterschenkelgeschwüren ▸ siehe Seite 52.
- Schwarze Johannisbeere: starke antientzündliche Wirkung – das »Kortison« der Gemmotherapie ▸ siehe Seite 46.
- Silberbirke: fördert die Entgiftung und Entsäuerung des Körpers ▸ siehe Seite 47.
- Himbeere: hilft bei Hautproblemen mit hormonellen Ursachen ▸ siehe Seite 38.
- Esskastanie: wirkt entstauend und regt den Lymphfluss an ▸ siehe Seite 31.
- Hasel: verbessert die Elastizität des Bindegewebes ▸ siehe Seite 34.

Weitere Arzneimittel: Spenglersan® Kolloid G Tropfen zum Sprühen (antientzündliche Wirkung); Ekzem-Entoxin® N Tropfen (bei Hautproblemen); Cutacalmi® Streukügelchen (bei Hautentzündungen und Juckreiz, auch für Kinder ab 6 Monaten geeignet). Schüßler-Salze: Nr. 1 Calcium fluoratum D12, Nr. 10 Natrium sulfuricum D6, Nr. 11 Silicea D12 (bei allen Beschwerden der Haut); Nr. 2 Calcium phosphoricum D6 (bei Hautjucken); Nr. 8 Natrium chloratum D6 (bei trockener Haut).

Zusätzlich hilft: Sanfte Pflege ohne aggressive Substanzen, die die Haut austrocknen. Stress abbauen durch Sport, Entspannungsverfahren. Gesunde Ernährung mit viel Obst und Gemüse und wenig Fleisch, Weißmehl und Zucker; eventuell Einnahme von Zink- und Selenpräparaten als Nahrungsergänzungsmittel. Bei Cellulite regelmäßige Massagen mit einem Massagehandschuh am Morgen und am Abend in kleinen kreisenden Bewegungen von unten nach oben und von außen nach innen. Außerdem 1- bis 2-mal pro Woche basische Entschlackungsbäder nehmen (siehe Tipp oben). Bei Cellulite nach Möglichkeit keine östrogenhaltigen Antibabypillen einnehmen.

KRANKHEITSPORTRÄTS VON A BIS Z

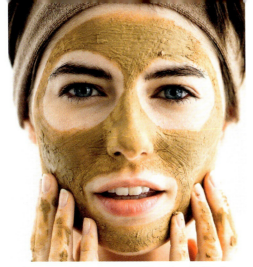

Bei Hautproblemen unterstützt eine Heilerde-Maske die Behandlung mit Gemmomitteln.

Tragen Sie auf entzündete Hautareale eine Heilerde-Maske auf; dafür 7 Teile Heilerde mit 2 Teilen Wasser zu einer salbenartigen Paste anrühren und auf die betroffenen Bereiche auftragen; nach dem Antrocknen mit lauwarmem Wasser abspülen.

Konzentrationsstörungen

Konzentration bedeutet geistige Anstrengung. Wenn diese immer wieder nicht erbracht werden kann, spricht man von einer Konzentrationsstörung. Das heißt, dass man seine Aufmerksamkeit nicht auf eine bestimmte Tätigkeit, Person oder Sache richten kann. Das Aufmerksamkeitsdefizitsyndrom (ADS) und die Aufmerksamkeitsdefizit-Hyperaktivitätsstörung (ADHS), spezielle Formen der Konzentrationsstörung, werden immer häufiger. Die Ursachen dieser Verhaltensstörungen können unterschiedlichster Art sein. Falsche Ernährung, Schlaf- und Bewegungsmangel, zu hoher Fernsehkonsum oder zu viel Zeit am Computer können eine Rolle spielen. Auch trägt die allgegenwärtige Reizüberflutung oder »Multitasking« (das Erledigen mehrerer Tätigkeiten parallel) dazu bei, dass Kinder und Erwachsene zunehmend unter Konzentrationsstörungen leiden. Es handelt sich um Probleme, die als Resultat unserer modernen, immer schneller werdenden Lebensweise auftreten. Konzentrationsstörungen können aber auch Folge von Nahrungsmittelunverträglichkeiten, Nährstoffmangel, Schilddrüsenerkrankungen, neurologischen Krankheiten oder Medikamenten sein.

Zum Arzt! Die Ursachen der Konzentrationsstörung müssen ärztlich abgeklärt und gegebenenfalls therapiert werden.

Symptome: Motorische Unruhe, wie unruhiges Sitzen, plötzliches Aufstehen oder Fußwippen, auch Gedankenflucht und mangelnde Merkfähigkeit.

Behandlung mit Gemmotherapeutika:
- Silberlinde: wirkt auf das zentrale Nervensystem, beruhigt bei Unruhe, Nervosität und Schlafstörungen, auch für Kinder ein ideales Heilmittel ▶ siehe Seite 49.
- Mammutbaum: hilft bei Reizüberflutung ▶ siehe Seite 39.
- Eiche: wirkt stärkend und kräftigend, der Mensch wird »geerdet« ▶ siehe Seite 28.

Weitere Arzneimittel: Daucus compositum® Tropfen (zur Konzentrationsförderung); Vertigoheel® (zur Verbesserung der Mikrozirkulation, ▸ siehe Seite 68; bei Erwachsenen Ginkgo-Präparate (mindestens 160 mg Extrakt pro Tag, zur Durchblutungsförderung). Schüßler-Salze: Nr. 3 Ferrum phosphoricum D12 (Energiesalz); Nr. 5 Kalium phosphoricum D6 (zur Stärkung der Nerven); Nr. 8 Natrium chloratum D6 (bei psychischer Überaktivität).

Zusätzlich hilft: Schlafen Sie ausreichend lang (sechs bis acht Stunden). Sorgen Sie für Entspannung vor dem Zubettgehen, ein Spaziergang kann hilfreich sein; nicht mehr arbeiten vor dem Zubettgehen; Entspannungsverfahren wie zum Beispiel autogenes Training oder progressive Muskelentspannung nach Jacobson. Vermeiden Sie späte Abendmahlzeiten; zuckerarme, vitaminreiche Ernährung; essen Sie »Brainfood«, das sind Nahrungsmittel, die reichlich B-Vitamine und Omega-3-Fettsäuren enthalten, wie Nüsse, Fisch, Weizenkeime oder Leinöl; Verzicht auf Kaffee, Nikotin und Alkohol. Trainieren Sie Ihr Gehirn mit dem Lösen von Kreuzworträtseln oder Zahlenrätseln.

Magenbeschwerden

Wohlbefinden und Gesundheit eines Menschen hängen stark von einer guten Funktion seines Magens ab. Als Ursachen für Magenbeschwerden kommen Stress, die allgemein verbreitete hektische Lebensweise und Ernährungsgewohnheiten, Nahrungsmittel mit vielen synthetischen Lebensmittelzusätzen sowie Fertigprodukte in Frage. Auch Nahrungsmittelunverträglichkeiten, Medikamenteneinnahme, zu viel oder zu wenig Magensäure, akute oder chronische Magenschleimhautentzündungen oder Magengeschwüre können dazu führen. Treten diese Magenbeschwerden nur sporadisch auf, ist eine Eigenbehandlung möglich.

Zum Arzt! Anhaltende oder plötzlich starke Beschwerden sowie vor allem das Erbrechen von Blut oder das Auftreten von Teerstuhl (sehr dunkler Stuhl) müssen sofort ärztlich abgeklärt werden.

Symptome: Appetitlosigkeit, Sodbrennen, Druck- oder Völlegefühl, Übelkeit oder Erbrechen, Magen- oder Bauchschmerzen.

Behandlung mit Gemmotherapeutika:
- Feigenbaum: hilfreich bei allen Beschwerden des Magens, vor allem, wenn sie stressbedingt sind ▸ siehe Seite 33.
- Silberlinde: wirkt beruhigend, entspannend und krampflösend ▸ siehe Seite 49.
- Schwarze Johannisbeere: stark antientzündlich ▸ siehe Seite 46, unterstützt die Wirkung von Feigenbaum, Silberlinde.
- Walnussbaum: fördert die Verdauungsleistung der Bauchspeicheldrüse und ist deshalb angezeigt bei Völlegefühl und Reizmagenbeschwerden ▸ siehe Seite 52.
- Silberbirke: wirkt ausleitend bei Übersäuerung ▸ siehe Seite 47.

TIPP

ROLLKUR MIT KAMILLENTEE

Die Rollkur hilft bei Magenschleimhautentzündung und beruhigt den gereizten Magen. Übergießen Sie 5 Esslöffel Kamillenblüten mit 1 Liter heißem Wasser, lassen den Tee 10 Minuten abgedeckt ziehen und seihen ihn in eine Thermoskanne ab. Geben Sie noch 15 Milliliter Kamillentinktur (Apotheke) dazu.
Trinken Sie auf nüchternen Magen 2 Tassen warmen Tee. Dann legen Sie sich für jeweils 10 Minuten auf den Rücken, auf die rechte Seite, auf die linke Seite und auf den Bauch – am besten im Bett. Nach dieser Rollkur ruhen Sie noch eine halbe Stunde im Liegen. Halten Sie den Bauch dabei warm.
Diese Kur sollten Sie etwa acht Tage lang jeden Morgen durchführen. Nachmittags und abends vor dem Zubettgehen trinken Sie nochmals je 1 Tasse Kamillentee.

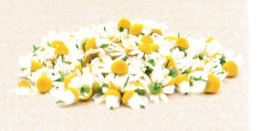

- Edeltanne: für die Mineralstoffversorgung zum Säureausgleich bei Übersäuerung
  ▸ siehe Seite 27.

Weitere Arzneimittel: Magen-Darm Entoxin® N Tropfen (entsäuernd, schleimhautschützend und schmerzstillend); Gastricumeel® Tabletten (bei Magenentzündung, Sodbrennen); Lindacid® Tabletten (Kartoffelsaftpresslinge) und Luvos® Heilerde (gegen Übersäuerung).
Schüßler-Salze: Nr. 3 Ferrum phosphoricum D12 und Nr. 7 Magnesium phosphoricum D6 (bei Schmerzen); Nr. 10 Natrium sulfuricum D6 (bei Völlegefühl).

Zusätzlich hilft: Regelmäßige, nicht zu große Mahlzeiten; unverträgliche Lebensmittel meiden; nach dem Essen nicht hinlegen; basenreiche Kost ▸ siehe Seite 75, die Nahrung gut kauen; Verzicht auf Kaffee, Alkohol und scharfe Gewürze; rohes Sauerkraut, fein geschnitten und sehr gründlich gekaut, essen.

Osteoporose

Darunter versteht man eine Verringerung von Knochenmasse, wodurch die Struktur des Knochens verändert ist. Der Prozess setzt schon ab dem 30. bis 40. Lebensjahr ein, jährlich schwindet die Knochenmasse um 0,5 Prozent. Frauen haben häufiger Osteoporose als Männer. Etwa 80 Prozent der Osteoporose-Kranken sind Frauen. Nach den Wechseljahren verstärken sich durch den damit einhergehenden Östrogenmangel die Knochenverluste. Besonders gefährdet sind schlanke Frauen, da Östrogene auch in Fettzellen produziert werden, und Menschen, die sich wenig bewegen, denn Sport fördert den Knochenaufbau.

Symptome: Die Osteoporose beginnt zunächst symptomlos. Eine Abnahme der Körpergröße oder ein Rundrücken sind erste Alarmzeichen. Bei fortschreitender Osteoporose kann es zu Knochenschmerzen und vor allem zu Knochenbrüchen ohne Gewalteinwirkung kommen.

Behandlung mit Gemmotherapeutika:
- Edeltanne: unterstützt den natürlichen Mineralhaushalt, reguliert den Kalkaufbau in den Knochen, fördert den Heilungsprozess bei Knochenbrüchen ▶ siehe Seite 27.
- Preiselbeere: fördert die Kalziumaufnahme in die Knochen und hat östrogenähnliche Wirkung ▶ siehe Seite 42.

Weitere Arzneimittel: Ost.heel® S Tabletten (zur Unterstützung des Knochenstoffwechsels); Drüfusan® Tabletten (zur Regulation des Mineralstoffhaushalts); Basosyx® Tabletten (basische Mineralstoffe) und Remisyx® Tropfen (Rechtsmilchsäurepräparat, beide zur Säure-Basen-Regulation).

Schüßler-Salze: Nr. 1 Calcium fluoratum D12, D6 und D3 (nehmen Sie jede Potenz in der angegebenen Reihenfolge über 4 Wochen ein, bei Osteoporose); Nr. 2 Calcium phosphoricum D6 (Knochensalz); Nr. 11 Silicea D12 (Bindegewebssalz).

Zusätzlich hilft: Abbau von Übersäuerung, die Folge von Fehlernährung und Stress ist, durch Basenbäder ▶ siehe Seite 76. Mehr als 2 Tassen Kaffee täglich, Alkoholkonsum und Rauchen sowie phosphatreiche Lebensmittel wie Wurst, Schmelzkäse, Fertiggerichte und Cola-Getränke meiden (sie schaden den Knochen). Sport, am besten Walken, moderates Joggen oder Tanzen. Auf ausreichende Versorgung mit Kalzium und Vitamin D (Nahrungsergänzungsmittel) achten.

INFO

»KNOCHENFREUNDLICHE« KOST

Die im Folgenden genannten Lebensmittel enthalten reichlich Kalzium zum Aufbau der Knochen:
- Milch- und Sojaprodukte
- Gemüse: Kohl, Fenchel, Brokkoli, Lauch, Spinat, Rosenkohl und Sauerkraut
- Beerenfrüchte
- Avocado
- Nüsse, Weizenkeime
- Hering, Lachs, Sardinen und Meeresfrüchte

Schlafstörungen

Etwa ein Drittel der Deutschen klagt über Schlafstörungen. Die Betroffenen können nicht einschlafen, nicht durchschlafen, sind morgens nicht ausgeruht und erwachen nicht leistungsfähig. Private oder berufliche Probleme, Stress, innere Unruhe oder Ängste, aber auch eine Erkältung oder Rückenschmerzen sowie äußere Störfaktoren (Lärm oder Licht) können Schlaflosigkeit bewirken. Späte und üppige Abendmahlzeiten, Alkohol- oder Kaffeekonsum können die Schlafqualität ebenfalls negativ beeinflussen.

Zum Arzt! Bei starker Müdigkeit tagsüber sollte das Schlafapnoe-Syndrom mit wiederholten Atemaussetzern während des Schlafens ärztlicherseits ausgeschlossen werden.

Symptome: Langes Wachliegen, bevor sich der Schlaf einstellt, häufiges Erwachen während der Nacht, morgens unausgeschlafen erwachen, Leistungsminderung.

Behandlung mit Gemmotherapeutika:

- Silberlinde: wirkt beruhigend, angstlösend und nervenstärkend, verbessert die Schlafqualität; zusätzliche Einnahme von 2 ml vor dem Zubettgehen ▶ siehe Seite 49.
- Eiche: kräftigt bei psychischer und körperlicher Schwäche ▶ siehe Seite 28.
- Mammutbaum: hilft bei beruflicher und privater Überforderung, bei depressiven Erschöpfungszuständen ▶ siehe Seite 39.

Weitere Arzneimittel: Neurexan® Tabletten oder Lunafini® Streukügelchen (bei Unruhe und Schlaflosigkeit, Lunafini ist bei Kindern ab 6 Monaten anwendbar); Nervoheel® Tabletten (bei Erschöpfung).

Schüßler-Salze: Nr. 2 Calcium phosphoricum D6 (bei Nervosität und Schlafstörungen); Nr. 7 Magnesium phosphoricum D6 als »heiße 7« ▶ siehe Seite 61 (bei Einschlafstörungen); Nr. 11 Silicea D12 als »heiße 11« ▶ siehe Seite 61 (bei unruhigem Schlaf) – nehmen Sie die Salze abends.

Zusätzlich hilft: Leichtes Abendessen, frühe Abendmahlzeit. Spaziergang an frischer Luft und Schlafzimmer gut lüften vor dem Zubettgehen. Ansteigende Fuß- oder Armbäder ▶ siehe Seite 68 (Tipp). Entspannende Musik; Entspannungsübungen; Kräuterkissen mit »Einschlafkräutern« wie Oregano, Lavendel, Melisse, Orangenblüten oder Rosenblättern auf das Kopfkissen legen.

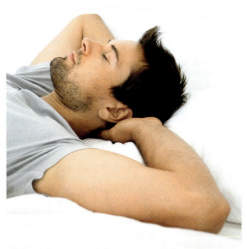

Die beruhigende und entspannende Wirkung der Silberlinde verhilft zu besserem Schlaf.

ENTGIFTEN MIT KNOSPENTHERAPIE

Ob zu Hause oder draußen – wir nehmen ständig Stoffe auf, die uns schaden. Wollen wir nicht krank werden, müssen wir sie loswerden.

Es gibt Giftstoffe (Toxine), die im Körper entstehen und nicht ausreichend abgebaut werden können, und Toxine, die von außen auf den Körper einwirken. Da wir uns nicht oder nur bedingt davor schützen können, ist es wichtig, dass die Toxine möglichst schnell den Körper wieder verlassen.

ENTGIFTUNG IN DREI PHASEN

Die wichtigsten Entgiftungsorgane des Körpers sind Leber, Nieren, Lungen, Haut, Lymphsystem und Darm.

Phase 1: In dieser Phase gelangen die Stoffe in den Stoffwechsel. Entstehen dabei ausscheidbare Abbauprodukte, entledigt sich der Körper der Stoffe, er entgiftet. In manchen Fällen werden die Stoffe erst giftig, wenn sie verstoffwechselt werden, weil aktive, giftige Zwischenprodukte entstehen.

Phase 2: Durch das Zusammenwirken verschiedener Enzyme werden diese aktiven und toxischen Produkte der Phase 1 an Körperbausteine gebunden. Der Schadstoff wird damit unschädlich gemacht. Als Zentrale der Entgiftung fungiert das Glutathionsystem. Hier werden viele Giftstoffe an Glutathion, ein Eiweiß, angekoppelt, dadurch unschädlich gemacht und zur Ausscheidung vorbereitet. Entstehen in der Phase 1 zu viele Giftstoffe, können die hochtoxischen Produkte nicht abgebaut werden und den Organismus weiter schädigen.
In Phase 1 und 2 entstehen auch die schädlichen freien Sauerstoffradikale als Abbauprodukte ▶ **siehe Seite 17**.

Phase 3: In dieser Phase werden die Giftstoffe mittels Transporteiweißen aus den Zellen geschleust und über Nieren, Harnwege und Darm aus dem Körper befördert.

DIE ENTGIFTUNG UNTERSTÜTZEN

Weil die Enzymsysteme der Phase 2 bei vielen Menschen häufig überlastet sind und die anflutenden Giftstoffe aus der Phase 1 nicht verarbeiten und unschädlich machen können, muss die Entgiftungsfähigkeit der Phase 2 verbessert werden.

Unter den Gemmotherapeutika gibt es fünf »Entgiftungsspezialisten«. Sie vermögen aufgrund ihrer Inhaltsstoffe den Körper bei der Entgiftung zu unterstützen und die freien Sauerstoffradikale zu binden. Die Inhaltsstoffe können Sie bei den jeweiligen Porträts nachlesen. Dabei beeinflussen die Gemmotherapeutika jeweils andere Entgiftungsorgane als Schwerpunkte.

Rosmarin: Dieses Gemmotherapeutikum kann direkt dem »Chef-Entgifter« Glutathion helfen, da es selbst Enzyme des Glutathionstoffwechsels enthält. Zudem schützt Rosmarin die Zellen der Leber, des wichtigsten Entgiftungsorgans des Körpers. In Phase 3 der Entgiftung regt das Mittel den Gallefluss an und beschleunigt somit die Ausscheidung der Giftstoffe über den Darm aus dem Organismus.

Wacholder: Der Extrakt verbessert die Ausscheidung von Schadstoffen über die Leber und die Nieren. Bei mangelnder Entgiftungsleistung der Leber oder wenn die Leber bereits durch Giftstoffe wie Alkohol geschädigt ist, kann das Mittel die bestehenden Leberzellen in ihrer Arbeit unterstützen und dazu beitragen, dass Fettzellen in der Leber wieder regeneriert werden. Als »Nierenmittel« wirkt der Wacholder blutreinigend und fördert die Ausscheidung von Schadstoffen über die Nieren in Phase 3.

Esskastanie: Der Extrakt unterstützt das lymphatische System und regt den Lymphfluss an. Über die Lymphe werden Eiweißstoffe, Bakterien und Giftstoffe im Körper transportiert. Die Hauptaufgabe des Mittels ist die Entgiftung in Phase 3. Es verbessert die Ausscheidung von Bakterien und Toxinen über das Lymphsystem, verhindert einen Stau und die Ablagerung von schädlichen Stoffen in diesem System.

Silberbirke: Der Extrakt bringt Stoffwechselvorgänge, die nur langsam laufen oder stocken, in Fluss. Verantwortlich sind Betuloside, Betulinsäure und Betulin. Der Extrakt aktiviert die Blutreinigung, stimuliert die Funktion des Nieren- und Blasensystems, steigert den Leberstoffwechsel und fördert die Ausscheidung von Schadstoffen über die Haut.

Edeltanne: Der Extrakt ist wegen seiner schleimlösenden Eigenschaften das wichtigste Entgiftungsmittel in der Gemmotherapie für die Lungen. Denn eine zu geringe Entgiftung über die Lungen kann zu Erkrankungen des gesamten Organismus führen.

DURCHFÜHRUNG DER ENTGIFTUNG

Die Entgiftungskuren eignen sich für jeden. Die besprochenen Extrakte gibt es fertig kombiniert in einem Komplexmittel. Nehmen Sie von dieser Mischung 2-mal täglich 1 ml ein.

Eine dreiwöchige Entgiftungskur ist sinnvoll im Frühjahr nach meist ungesunder Ernährung im Winter. Um die Schadstoffe auszuscheiden, sollten Sie parallel drei Liter Wasser trinken. Nehmen Sie viele Medikamente, sind Sie chronisch krank oder haben eine große Belastung mit Giftstoffen (etwa Alkohol, Fastfood, Luftverschmutzung), können Sie die Entgiftung auch 2-mal jährlich jeweils drei Wochen durchführen.

Übergewicht

Übergewicht ist weit mehr als ein kosmetisches Problem, es ist eine Wohlstandskrankheit. In Deutschland sind immer mehr Menschen, vor allem leider auch Kinder und Jugendliche, übergewichtig und damit gefährdet, ernsthaft krank zu werden. Fettstoffwechselstörungen, Zuckerkrankheit und Bluthochdruck können durch Übergewicht begünstigt werden, wobei das Bauchfett eine besondere Rolle spielt. Überernährung, der Verzehr von hochkalorischen Lebensmitteln und Fertigprodukten sowie Naschsucht und Alkoholkonsum treiben das Gewicht in die Höhe. Gleichzeitig trägt die überwiegend sitzende Tätigkeit dazu bei, dass sich viele Menschen zu wenig bewegen. Dem Körper werden mehr Kalorien zugeführt, als er verbraucht.

Zum Arzt! Da Ursachen für Übergewicht zum Beispiel auch Stoffwechselerkrankungen, Lebensmittelunverträglichkeiten oder bestimmte Medikamente wie Antidepressiva sein können, müssen diese Faktoren abgeklärt werden.

Symptome: Die Gewichtszunahme an Bauch, Gesäß und Oberschenkeln ist nicht zu übersehen.

Behandlung mit Gemmotherapeutika:

- Olivenbaum: wirkt günstig auf den Fett- und Blutzuckerstoffwechsel sowie blutdrucksenkend und durchblutungsfördernd ▸ siehe Seite 41.
- Feigenbaum: wirkt regulierend auf den Appetit ▸ siehe Seite 33.
- Walnussbaum: unterstützt die Verdauungsleistung der Bauchspeicheldrüse ▸ siehe Seite 52.
- Wacholder: entlastet die Leber und fördert so die Stoffwechselprozesse, gut für die schonende Entwässerung über die Nieren ▸ siehe Seite 50.
- Esskastanie: unterstützt beim Abnehmen die Straffung des Gewebes ▸ siehe Seite 31.

Weitere Arzneimittel: Basosyx® Tabletten (basische Mineralstoffe, bei Hungergefühl);

INFO

ÜBERGEWICHT BEWERTEN

Seit einigen Jahren wird zur Bewertung von Übergewicht die »Waist to Height Ratio« (WHtR), das Verhältnis von Taillenumfang zu Körpergröße (Taillenumfang in Zentimetern dividiert durch Körpergröße in Zentimetern), favorisiert. Da bei der WHtR das Bauchfett berücksichtigt wird, lässt sich das gesundheitliche Risiko besser abschätzen. Die WHtR sollte bei unter 40-Jährigen nicht über 0,5 liegen, zwischen 50 und 60 Jahren darf der Wert zwischen 0,5 und 0,6 sein und ab 60 Jahren endet der unkritische Bereich bei 0,6.

Graphites Homaccord® Tropfen (zur Bindegewebsbehandlung).
Schüßler-Salze: Nr. 8 Natrium chloratum D6 und Nr. 9 Natrium phosphoricum D6.
Zusätzlich hilft: Essen Sie nur zu den Mahlzeiten und nehmen Sie sich dabei Zeit; kauen Sie bewusst und gründlich. Führen Sie einen Entlastungstag einmal pro Woche ein, an dem Sie entweder nur drei Pfund gekochtes Gemüse oder zwei Pfund Obst auf drei Mahlzeiten verteilt essen. Ernährungsumstellung auf ballaststoffreiche, kalorienreduzierte Kost; leicht verdauliche Kohlenhydrate (Zucker und Weißmehl) meiden, abends keine Kohlenhydrate essen. Wenn Sie es schaffen: 3-mal pro Woche »Dinner-Cancelling«, das heißt ab 17.00 Uhr nichts mehr essen. Mehr körperliche Bewegung in den Alltag einbauen, indem Sie gehen oder Rad fahren statt Auto fahren; schnelles Gehen ist für den Stoffwechsel genauso effektiv wie Joggen. Wechselduschen und Trockenbürsten zur Anregung des Stoffwechsels.

Venenerkrankungen

Venen transportieren im Blutkreislauf das verbrauchte, sauerstoffarme Blut aus dem Körper zurück zum Herzen und zur Lunge. Insbesondere in den Beinen ist dieser Bluttransport problematisch, weil das Blut beim Stehen oder Sitzen gegen die Schwerkraft mithilfe der Beinmuskulatur aufwärts fließen muss. Venenbeschwerden werden durch Bewegungsmangel, Übergewicht, Rauchen und Alkohol sowie hormonelle Einflüsse wie die Pille oder eine Schwangerschaft begünstigt. In Deutschland leidet jeder zweite bis dritte Erwachsene unter einer Venenerkrankung, Frauen sind dreimal so oft betroffen wie Männer.

Zum Arzt! Die Schwellung oder Verfärbung eines Beines sowie Bein- oder Wadenschmerzen können Symptome einer Venenentzündung oder eines Blutgerinnsels sein und unbehandelt zu einer lebensbedrohlichen Situation führen. Deshalb bedürfen sie ärztlicher Diagnostik und Therapie.

Symptome: Erste Anzeichen für eine Venenerkrankung können Schwellungen, also »dicke Beine«, Schmerzen oder Spannungsgefühle in den Beinen sein. Auch Wadenkrämpfe können auf eine Venenerkrankung hinweisen, lange bevor sichtbar erweiterte Venen (Krampfadern) an den Ober- oder Unterschenkeln auftreten.

Behandlung mit Gemmotherapeutika:

- **Esskastanie:** unterstützt den Blutfluss in den Venen und den Lymphfluss, wirkt so gegen Wasseransammlungen in den Beinen ▶ siehe Seite 31.
- **Heidelbeere:** wirkt durchblutungsfördernd ▶ siehe Seite 37.
- **Wacholder:** wirkt ausschwemmend bei Wasseransammlungen, entzündungshemmend ▶ siehe Seite 50.

Weitere Arzneimittel: Blutgefäßtropfen Cosmochema® (zur Durchblutungsförde-

> **INFO**
>
> **VENEN-MOTTO**
> Beachten Sie täglich die folgenden drei »L« und die drei »S«:
> Lieber Laufen oder Liegen
> Statt Sitzen oder Stehen.

rung); Traumeel® Tropfen (antientzündliche Wirkung); regazym® Tabletten (pflanzliche Enzyme, antientzündlich und durchblutungsverbessernd); Antistax® (aus Rotem Weinlaub, zur Venenstärkung, antientzündlich, abschwellend).

Zusätzlich hilft: Stützstrümpfe tragen; bequeme Kleidung und flache Schuhe bevorzugen, damit die Füße gut abrollen können; viel barfuß gehen. Nachts mit hochgelagerten Beinen schlafen. Wassertreten in der Badewanne und kalte Güsse. Alkohol, Nikotin und Kaffee meiden. Kohl- ▶ **siehe Seite 75** oder Quarkwickel ▶ **siehe Seite 62** (Tipps).

Verdauungsbeschwerden

Zu Verdauungsbeschwerden gehören unterschiedliche Krankheitsbilder wie ein Reizdarm oder ein Reizmagen mit dem Symptom Magenschmerzen. Das Resultat ist meist eine erhebliche Beeinträchtigung der Lebensqualität. Zu den Ursachen gehören hastiges Essen und Stress, falsche Essgewohnheiten, Mangel oder Überschuss an Verdauungssäften, übermäßige oder mangelnde Darmbewegungen sowie Nahrungsmittel-, Fruktose-, Laktose- und Glutenunverträglichkeiten. Auch eine gestörte Darmflora oder eine Pilzbesiedlung des Darms können die Verdauungsleistung herabsetzen und Beschwerden bereiten. Das Reizdarmsyndrom ist eine der häufigsten Erkrankungen des Verdauungstraktes. Frauen sind häufiger betroffen als Männer. Psychische Faktoren wie Kummer, Angst, Nervosität, Überforderung und Erschöpfung oder sogar Depressionen haben einen starken Einfluss auf die Verdauung und können ein Reizdarmsyndrom begünstigen.

Zum Arzt! Bei der Fülle an möglichen Ursachen ist eine ärztliche Abklärung der Beschwerden unerlässlich.

Symptome: Magendrücken, Völlegefühl und Blähungen, krampfartige Schmerzen, Durchfälle oder Verstopfung.

Behandlung mit Gemmotherapeutika:
- Feigenbaum: harmonisiert die Verdauung bei Verstopfung oder Durchfällen, wirkt regulierend und beruhigend bei Verdauungsbeschwerden, die stressbedingt sind ▶ **siehe Seite 33**.
- Rosmarin: regt den Gallefluss an und hilft bei Völlegefühl ▶ **siehe Seite 44**.
- Hasel: verbessert die Elastizität des Lebergewebes ▶ **siehe Seite 34**.
- Wacholder: verbessert die Leberfunktion ▶ **siehe Seite 50**.

- Walnussbaum: fördert Verdauungsleistung der Bauchspeicheldrüse ▶ siehe Seite 52.
- Preiselbeere: bei gestörter Darmmotorik, Verstopfung, Durchfall ▶ siehe Seite 42.

Weitere Arzneimittel: Magen-Darm-Entoxin® N Tropfen (bei schmerzhafter Übersäuerung des Magens, bei Störungen der Darmmotorik, zur Schmerzlinderung); Spasmo-Entoxin® Tropfen (bei Darmkrämpfen); Flatulini® Streukügelchen (bei Verdauungsbeschwerden, Blähungen, Bauchkrämpfen, anwendbar ab dem 1. Lebenstag); Spascupreel® Tabletten (wirken entkrampfend); Remisyx® und ProBio-Cult® (bei gestörter Darmflora); Indischer Flohsamen (wirkt abführend).
Schüßler-Salze: Nr. 10 Natrium sulfuricum D6 (bei Durchfall); Nr. 2 Calcium phosphoricum D6 und Nr. 7 Magnesium phosphoricum D6 (bei Darmkrämpfen).

> **TIPP**
>
> **WARME BAUCHKOMPRESSEN**
> Geben Sie je 3 Tropfen Kamillenöl und Lavendelöl mit etwas Essig in 2 l heißes Wasser. Tränken Sie ein Baumwolltuch mit der Flüssigkeit, wringen es aus und legen es als Kompresse auf den schmerzenden Bauch. Mit einem Frotteehandtuch bedecken und 15 Minuten einwirken lassen.

Zusätzlich hilft: Regelmäßig und in Ruhe essen; Nahrungsmittel nach individueller Verträglichkeit auswählen; keine Fertiggerichte verzehren, weil sich die Zusatzstoffe und zu viel Salz negativ auf die Verdauung auswirken; ausreichend viel Wasser trinken, kalt oder warm; natürlich fermentierte Lebensmittel wie rohes Sauerkraut zur Unterstützung von Magen und Darmflora essen; Heilpflanzen wie Anis, Fenchel, Ingwer, Kümmel, Pfefferminze oder Thymian als Gewürze oder Tee können Verdauungsprobleme lindern. Bei Schmerzen warme Bauchkompressen (Tipp unten). Regelmäßige Basenbäder ▶ siehe Seite 76, dabei den Bauch mit einem Schwamm mild massieren.

Wechseljahresbeschwerden

Die Wechseljahre der Frau sind bedingt durch eine nachlassende Produktion des Hormons Östrogen. Beginn und Dauer der Wechseljahre sind individuell unterschiedlich. Die Monatsblutungen werden seltener und der körperliche und seelische Zustand verändert sich in dieser Umbruchphase.
Symptome: Viele Frauen leiden unter Hitzewallungen und Schweißausbrüchen. Auch Schlafstörungen, die die Leistungsfähigkeit erheblich beeinträchtigen, können sich einstellen. Frauen in den Wechseljahren sind oft gereizt und emotionalen Schwankungen ausgesetzt. Auf der körperlichen Ebene kann es vermehrt zu Harnwegsinfekten kommen.

Behandlung mit Gemmotherapeutika:
- Himbeere: wirkt regulierend auf den Hormonhaushalt der Frau ▶ **siehe Seite 38**.
- Preiselbeere: durch eine östrogenähnliche Wirkung hormonell balancierend bei Wechseljahresbeschwerden, desinfizierend bei Harnwegsinfekten ▶ **siehe Seite 42**.
- Mammutbaum: wirkt vitalisierend bei geistigen und körperlichen Schwächezuständen ▶ **siehe Seite 39**.
- Silberlinde: entspannend und krampflösend bei körperlichen und psychischen Spannungszuständen, zudem schlaffördernd ▶ **siehe Seite 49**.

Weitere Arzneimittel: Femi-loges® Tabletten (aus sibirischer Rhabarberwurzel) und Remifemin® Tabletten (aus Traubensilberkerze), beide mit östrogenartiger Wirkung, Kli.heel® Tabletten – alle drei Mittel bei Wechseljahresbeschwerden.
Schüßler-Salze: Nr. 8 Natrium chloratum D6 (bei Hitzewallungen); Nr. 10 Natrium sulfuricum D6 (bei Reizbarkeit).
Zusätzlich hilft: Kaffee, Alkohol und scharfe Gewürze reduzieren. Körperliche Bewegung (moderater Sport) 3- bis 4-mal pro Woche. Wechselduschen mit heißem und kaltem Wasser; Entspannungstechniken, zum Beispiel Yoga, progressive Muskelentspannung nach Jacobson oder autogenes Training. Bei Reizbarkeit und Harninkontinenz täglich 1 – 3 Tassen ungesüßten Frauenmanteltee trinken; dafür 2 Teelöffel Frauenmantelblätter mit ¼ l kaltem Wasser kurz aufkochen, 10 – 15 Minuten ziehen lassen und abseihen. Bei Hitzewallungen täglich 2 Tassen Salbeitee über 3 – 4 Wochen trinken; als Sofortmaßnahme einige Tropfen Nana-Minze-Öl auf ein Taschentuch geben und den Duft inhalieren. Entspannende Vollbäder mit je 3 Tropfen Rosen- und Zypressenöl und 4 Tropfen Rosengeraniumöl auf einen halben Becher Sahne als Badezusatz.

Zyklusstörungen

Fast jede Frau leidet einmal unter Zyklusstörungen, also Abweichungen von ihrem normalen, regelmäßigen Menstruationszyklus. Das können einerseits Beschwerden vor Einsetzen der Blutung, das sogenannte prämenstruelle Syndrom (PMS), andererseits Probleme während der Regelblutung sein. Unterschiedlichste Faktoren können dafür verantwortlich sein. Besonders häufig treten Zyklusunregelmäßigkeiten bei hormonellen Veränderungen auf, also nach Absetzen der Pille, nach Schwangerschaft und Geburt oder zu Beginn der Wechseljahre. Aber auch psychische Belastungen und Stress, extreme Gewichtsschwankungen, falsche Ernährungsgewohnheiten, Leistungssport oder Klimawechsel können eine Rolle spielen.
Zum Arzt! Da Erkrankungen der Geschlechtsorgane, der Leber, Nieren oder Schilddrüse sowie ein Diabetes mellitus ebenfalls Zyklusstörungen verursachen können, ist eine ärztliche Abklärung nötig.

Symptome: Die Regelblutung ist zu stark oder zu schwach, sie kommt zu früh, zu spät oder bleibt ganz aus. Es kann zu Zwischenblutungen oder Schmierblutungen kommen. Auch starke oder krampfartige Schmerzen während der Regelblutung sind möglich. Zudem können Völlegefühl, Durchfall, Kopfschmerzen oder starke Rückenschmerzen auftreten. Vor Einsetzen der Regelblutung machen den Betroffenen häufig Hautirritationen, migräneartige Kopfschmerzen und Stimmungsschwankungen zu schaffen.

Behandlung mit Gemmotherapeutika:

- Himbeere: reguliert den Hormonhaushalt der Frau, wirkt entspannend und krampflösend ▸ siehe Seite 38.
- Mammutbaum: wirkt vitalisierend bei geistigen und körperlichen Schwächezuständen ▸ siehe Seite 39.
- Silberlinde: entspannend und krampflösend bei körperlichen und psychischen Spannungszuständen ▸ siehe Seite 49.
- Preiselbeere: hormonell balancierend bei Wechseljahresbeschwerden, östrogenähnliche Wirkung ▸ siehe Seite 42.
- Schwarze Johannisbeere: antientzündliche Wirkung bei Hautausschlägen, Migränemittel ▸ siehe Seite 46.

Weitere Arzneimittel: Spasmo-Entoxin® Tropfen (mit Brechwurzel und Koloquinte) und Magnesium phosphoricum Pentarkan® (bei Menstruationsschmerzen); Hormeel® SNT Tropfen (bei Zyklusstörungen); Mulimen® Tabletten und S Tropfen (mit Traubensilberkerze und Mönchspfeffer, bei Zyklusstörungen, Verstimmungszuständen oder PMS); Spascupreel® (bei Bauchkrämpfen während der Menstruation); Femicur N® (Mönchspfefferpräparat bei PMS).

Zusätzlich hilft: Leichte, salzarme, vitalstoff- und ballaststoffreiche Kost mit viel frischem Obst und Gemüse, wenig Fleisch; essenzielle Fettsäuren über Nüsse, Keime und Öle, um den Hormonstoffwechsel günstig auszubalancieren; empfehlenswert ist es, 1 – 2 TL Leinöl in Quark ▸ siehe Seite 73 oder mit Kartoffeln einzunehmen; bei PMS magnesium- (Vollkorn) und kalziumreiche (Milchprodukte) Ernährung. Bewegung, auch während der Regel. Voll- oder Sitzbäder mit beruhigend wirkender Melisse. Wärmeanwendungen auf dem Unterbauch und im Kreuzbeinbereich. Ölmassagen bei PMS und Regelschmerzen (siehe Tipp). Entspannungstechniken wie autogenes Training.

TIPP

PMS-MASSAGEÖL

Mischen Sie je 2 Tropfen Bergamotteöl, Grapefruitöl, Muskatellersalbeiöl und Neroliöl mit 30 ml Jojobaöl. Massieren Sie damit 1 Woche vor der Regelblutung 2-mal täglich den Unterbauch. Das Öl eignet sich auch als Badezusatz.

GEMMOTHERAPIE BEI KINDERN

Kinder sind einer der wertvollsten Bestandteile des Lebens. Für sie wollen wir selbstverständlich nur das Beste. Ist ein Kind krank, stellt sich stets die Frage: Wie kann ich ihm helfen und was kann ich ihm bedenkenlos geben?

Gemmotherapeutika sind hier eine wundervolle Option. Alle 20 beschriebenen Extrakte können auch bei Kindern ab dem ersten Lebensjahr angewendet werden.
Besondere Gemmoextrakte für Kinder sind die folgenden:

HECKENROSE

Kinder haben sehr oft Erkältungen, die mit Schnupfen, Husten oder einer Halsentzündung einhergehen. Dafür ist vor allem die Heckenrose ein wunderbares Mittel. Sie hilft allgemein bei Entzündungen der oberen Atemwege. Kinder, die Probleme mit den Polypen haben, sollten mit Heckenrose behandelt werden, um zu versuchen das operative Entfernen der Polypen zu vermeiden.

WOLLIGER SCHNEEBALL

Rutscht der grippale Infekt oder die Erkältung eine Etage tiefer in die unteren Atemwege, so ist der Wollige Schneeball das Mittel der Wahl. Trockener, uneffektiver Husten ohne Schleimauswurf bis hin zu Bronchitis kann damit gelindert werden. In diesem Fall sollte der Gemmoextrakt auch abends gegeben werden, um die nächtliche Ruhe und Erholung zu gewährleisten.

EDELTANNE

Kinder brauchen für das Wachstum und die Entwicklung Mineralstoffe. Diese sind ausreichend hoch dosiert in dem Extrakt der Edeltanne enthalten. In anderen Ländern bekommen kleine Kinder in der Wachstumsphase durchgängig die Edeltanne.
Oft haben Kinder sogenannte Wachstumsschmerzen. Auch hier ist die Gabe der Edeltanne sehr hilfreich.
Die mineralisierende Wirkung der Edeltanne kommt auch den Zähnen von Kindern bei Karies zugute.

SILBERLINDE

Bei Kindern, die nicht einschlafen können oder gern überdrehen, hat sich die Silberlinde bewährt. Diese können Sie auch noch 30 Minuten vor dem Schlafengehen geben.

Man kann fast zusehen, wie das Kind »runterfährt« und sich entspannt.

MAMMUTBAUM

Kinder haben in unserer Gesellschaft mehr Stress, als wir uns vorstellen können. Schon Grundschüler liegen auf einem Stresslevel vergleichbar mit dem eines Managers. Hier ist der Mammutbaum das Gemmomittel der Wahl. Der Extrakt hilft bei der Abgrenzung gegenüber äußeren Einflüssen und stärkt den Menschen.

HIMBEERE

Mit »Pubertät« wird heute die Kinderzeit vom 11. bis etwa zum 16. Lebensjahr bezeichnet. In dieser Phase finden im Körper massive hormonelle Veränderungen statt, die sich nicht nur auf den Körper selbst, sondern auch auf die Psyche auswirken können. In dieser Zeit wirkt die Himbeere ausgleichend, da dieses Mittel den Hormonhaushalt reguliert. Zusätzlich können seelische Dysbalancen mit der Silberlinde und dem stärkenden Mammutbaum günstig beeinflusst werden.

DOSIERUNG BEI KINDERN

- Kinder von 1 bis 5 Jahren bekommen 2-mal 5 Tropfen Gemmoextrakt.
- Kinder von 5 bis 12 Jahren erhalten 2-mal 1 ml Gemmoextrakt.
- Kinder ab 12 Jahren erhalten die Erwachsenendosierung, also 2-mal 2 ml pro Tag.

Einnahme: Die Extrakte können wie für Erwachsene miteinander kombiniert, morgens und mittags im Wechsel oder als Mischung gegeben werden ▶ siehe Seite 23.

ACHTUNG

Bei Kindern ist der Alkoholgehalt zu berücksichtigen. Die Gemmoextrakte enthalten bis auf zwei Ausnahmen (Edeltanne und Esskastanie mit 33 Volumenprozent) 18 Volumenprozent Alkohol. Das ist nicht viel im Vergleich zu anderen Arzneimitteln, etwa pflanzlichen Lösungen. Die Anwendung liegt im Ermessen der Eltern. Bewährt hat es sich, die Extrakte in warmes Wasser zu geben und ca. 10 Minuten zu warten. In dieser Zeit ist der Alkohol verdunstet. Kinder können dann ohne Probleme die leicht süßliche Lösung einnehmen.

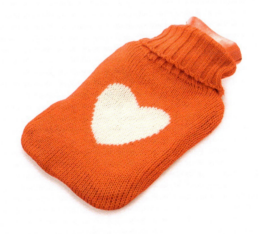

Bücher, die weiterhelfen

Andrianne, Philippe
Treatise on Gemmotherapy. The Therapeutic Use of Buds.
Edition Amyris SPRL

Goethe, Johann Wolfgang
Versuch die Metamorphose der Pflanzen zu erklären.
Ettingersche Buchhandlung

Halfon, Roger
Gemmotherapy. The Science of Healing with Plant Stem Cells.
Healing Arts Press

Henry, Dr. Pol
Phytembryothérapie
Édition Pol Henry

Hertzka, Dr. Gottfried / Strehlow, Dr. Wighard
Große Hildegard-Apotheke
Hermann Bauer Verlag, Freiburg

Ledoux, Dr. Franck / Guéniot, Dr. Gérard
Phytembryotherapy. The Embryo of Gemmotherapy.
Edition Amyris

Steingassner, Dr. Hans Martin
Gemmotherapie – Phytotherapie – Mineraltherapie.
Maudrich Verlag

Tétau, Dr. Max
Gemmotherapy. A Clinical Guide.
Edition Smilia

Aus dem Gräfe und Unzer Verlag

Grünwald, Dr. Jörg / Jänicke, Christof
Grüne Apotheke.

Hainbuch, Dr. Friedrich
Progressive Muskelentspannung.

Heepen, Günther H.
Das Heilwissen der Hildegard von Bingen

Heepen, Günther H.
Schüßler-Salze. Das Basisbuch.

Kraske, Dr. Eva Maria
Säure-Basen-Balance.

Mannschatz, Marie
Meditation. Mehr Klarheit und innere Ruhe.

Siewert, Aruna M.
Pflanzliche Antibiotika. Geheimwaffen aus der Natur.

Siewert, Aruna M.
Natürliche Psychopharmaka. Ganzheitliche Medizin für die Seele.

Trökes, Anna
Yoga Detox Programme. Entgiften, entspannen, entschleunigen.

Wenzel, Melanie
Meine besten Heilpflanzenrezepte für eine gesunde Familie.

Wiesenauer, Dr. Markus
Maxi Quickfinder Homöopathie.

Adressen, die weiterhelfen

Internet-Links
Informationen über die Therapie und die eingesetzten Pflanzen.
www.gemmotherapie-deutschland.de
www.marienapotheke-deggendorf.de
www.vitagate.ch
www.phytodoc.de

Bezugsadressen im Internet
www.koll-biopharm-shop.de
www.naturheilkunde-shop24.de
www.bio-apo.de
www.phytopharma.at
www.spagyros.ch

Sachregister

A

Abscisinsäure 17
Allergien 20, 21, 46, 59
Altern, frühzeitiges 43
Aminosäuren 18
Antioxidanzien 17
Appetitstörungen 33, 78
Arterienverkalkung 43
Arthritis 29, 60
Arthrose 36, 48, 54, 60
Asthma 21, 35, 46, 62
Atemwegserkrankungen 36, 44, 47, 55, 60
Ätherische Öle 19
Aufmerksamkeitsdefizit-/Hyperaktivitätsstörung (ADHS) 77
Aufmerksamkeitsdefizitsyndrom (ADS) 77
Ausleitung 31, 45, 48
Auxine 16

B

Bach-Blütentherapie 61
Basenbäder 76
Bauchkompressen, warme 87
Betulin 19
Bindegewebsschwäche 35
Bitterstoffe 19
Blasenentzündung 51, 63
Bluthochdruck 84
Bronchitis 35, 36, 64
Bürgi-Effekt 22, 58
Burnout 20, 29, 40

C

Carotinoide 19
Cellulite 75
Chlorophylle 19
Cholesterinwerte, erhöhte 31
Cytokinine 16

D

Darmprobleme 43
Depressive Verstimmung 33, 40, 48, 65
Diabetes mellitus 37, 38, 42, 52, 67, 84
Durchblutungsstörungen 37, 38, 68, 72, 73
Durchfall 43, 86

E

Embryonalgewebe 15
Entgiftung 18, 28, 31, 32, 45, 48, 51, 82, 83
Entwässerung 51
Enzyme 18
Erkältung 21, 28, 70, 71, 90
Erschöpfung 20, 29, 40, 72

F

Fettstoffwechselstörungen 42, 72, 84
Flavonoide 17
Freie Radikale 17, 43
Frischzellentherapie 11

G

Gallefluss, Regulierung des 45
Gelenkbeschwerden 20, 46
Gelenkentzündung 54, 74
Gemmoextrakte
–, Darreichungsformen 23
–, Dauer der Einnahme 23
–, Dosierung 23, 91
–, Einsatzgebiete 20
–, Herstellung 12
–, Kombination mit anderen Therapien 22
– und Kinder 49, 90, 91
– und Schwangere 22
Gemmotherapie, Definition 9
Gibberelline 16, 19

H

Gicht 74
Glutathionstoffwechsel 18, 82, 83

Harndrang, vermehrter 21
Harninkontinenz 87
Harnsäure, erhöhte 74
Harnwegsinfekte 37, 38, 43, 87
Harze 19
Hauterkrankungen 36, 46, 47, 52, 75, 76
Heilerde-Maske 77
Heiserkeit 21
Henry, Dr. Pol 11
Herzinfarkt 73
Heuschnupfen 21, 46, 59
Hitzewallungen 87
Homöopathie 61
Hormonhaushalt der Frau 38, 39, 43
Hormonhaushalt, Regulation des 91
Husten 21
Isoflavone 18

K

Kehlkopfentzündung 36
Knoblauch-Zitronen-Kur 69
Knochenerkrankungen 28
Knospen, Inhaltsstoffe 15–19
Kohlwickel 75
Konzentrationsstörungen 66, 72, 77
Kopfschmerzen 72
Kortison, pflanzliches 46
Krampfadern 32, 54, 85
Kumarine 19

L

Lebererkrankungen 35, 45, 51
Lungenerkrankungen 35

Lymphödeme 32
Lymphsystem, Störungen im 32

M

Magenbeschwerden 22, 33, 34, 52, 78
Mengenelemente 19
Metabolisches Syndrom 42
Mineralstoffe 19
Müdigkeit 72
Muskelverspannungen 49

N/O

Nasennebenhöhlenentzündung 28, 64
Nasenschleimhautentzündung 36
Nervosität 49
Niedergeschlagenheit 66
Nierenbeschwerden 51
Nierenleistung, Unterstützung der 31
Organische Säuren 19
Osteoporose 28, 43, 79

P/Q

Pappelpomade 10
Phytohormone 16, 19
Phytoöstrogene 18
Pigmente 19
PMS-Massageöl 89
Polyphenole 17
Potenzprobleme 29
Prämenstruelles Syndrom (PMS) 88
Psychische Beschwerden 33, 34, 40
Quark-Leinöl-Dip 73
Quarkwickel 62

R

Reizdarm 22, 43, 52, 86
Reizmagen 22, 52, 86

Rheuma 29, 30, 31, 47, 48, 54
Rollkur mit Kamillentee 79

S

Säure-Basen-Haushalt 44
Schaufensterkrankheit 68
Schlafstörungen 49, 50, 81, 87, 90
Schlaganfall 73
Schnupfen 21, 36, 64
Schuppenflechte 46
Schüßler-Salze 61
Schwächezustände 29, 40
Sekundäre Pflanzenstoffe 17, 18
Selbstmedikation, Grenzen der 20
Sodbrennen 78
Spagyrik 61
Spannungszustände 50
Spurenelemente 19
Stress 20, 29, 33, 34, 40, 91

T

Tannine 17
Terpene 19
Traurigkeit 66
Übergewicht 31, 42, 84
Übersäuerung 74, 80
Unguentum populeum 10
Unruhe 49, 50

V

Venenerkrankungen 54, 85
Venenstauung 32
Verdauungsbeschwerden 33, 86
Verstopfung 43, 86
Vitamin C 18, 19
Vitamine 19
Völlegefühl 45, 52, 78, 86

W

Wachstumsbeschwerden 28, 90
Wadenkrämpfe 85
Waist to Height Ratio 84
Wasserlassen, Brennen beim 21
Wechseljahresbeschwerden 20, 39, 43, 44, 87

W

Zellalterung 17
Zwiebel-Hustensaft 65
Zyklusstörungen 20, 39, 88

Mittelregister

Edeltanne 27, 70, 83, 90
Eiche 28
Esche 30
Esskastanie 31, 83
Feigenbaum 33
Hasel 34
Heckenrose 35, 70, 90
Heidelbeere 37
Himbeere 38, 91
Mammutbaum 39, 71, 91
Olivenbaum 41
Preiselbeere 21, 42
Rosmarin 44, 83
Schwarze Johannisbeere 21, 46, 71
Silberbirke 47, 83
Silberlinde 49, 90
Wacholder 21, 50, 83
Walnussbaum 52
Weinrebe 53
Wolliger Schneeball 54, 70, 90

Impressum

© 2015 GRÄFE UND UNZER VERLAG GmbH, München
Alle Rechte vorbehalten. Nachdruck, auch auszugsweise, sowie Verbreitung durch Bild, Funk, Fernsehen und Internet, durch fotomechanische Wiedergabe, Tonträger und Datenverarbeitungssysteme jeder Art nur mit schriftlicher Genehmigung des Verlages.

Projektleitung:
Barbara Fellenberg
Lektorat: Angelika Lang
Bildredaktion: Petra Ender
Umschlaggestaltung und Layout: independent Medien-Design, Horst Moser, München
Herstellung:
Martina Koralewska
Satz: griesbeckdesign münchen, Dorothee Griesbeck
Reproduktion: medienprinzen, München
Druck und Bindung:
Schreckhase, Spangenberg

Printed in Germany

ISBN 978-3-8338-4133-0

1. Auflage 2015

Ein Unternehmen der
GANSKE VERLAGSGRUPPE

Die GU-Homepage finden Sie unter www.gu.de

Bildnachweis
Biosphoto: S. 3 re. und 33, U4 u.; Fotolia: S. 13, 61; F1 online: S. 20, 48, 53, 54; Getty Images: S. 2 und 71, 77, 81, 82, 91; Kramp + Gölling, Hamburg: Coverbild, S. 8; Imago: S. 41, 45; Jump: U4 o.; Shutterstock: S. 5, 15, 18, 24, 26, 32, 56, 59, 69, 79, 82, 91, U2, vordere und hintere Innenklappe; Stockfood: S. 4; Teigler, Frank: S. 6, 11, 23, 28, 29, 30, 35, 36, 38, 39, 40, 3 li. und 43, 47, 50, 51, 55, 58.

Syndication:
www.jalag-syndication.de

Wichtiger Hinweis
Die Gedanken, Methoden und Anregungen in diesem Buch stellen die Meinung bzw. Erfahrung der Verfasserinnen dar. Sie wurden von den Autorinnen nach bestem Wissen erstellt und mit größtmöglicher Sorgfalt geprüft. Sie bieten jedoch keinen Ersatz für persönlichen kompetenten medizinischen Rat. Jede Leserin, jeder Leser ist für das eigene Tun und Lassen auch weiterhin selbst verantwortlich. Weder Autorinnen noch Verlag können für eventuelle Nachteile oder Schäden, die aus den in diesem Buch gegebenen praktischen Hinweisen resultieren, eine Haftung übernehmen.

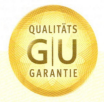

Liebe Leserin, lieber Leser,
haben wir Ihre Erwartungen erfüllt? Sind Sie mit diesem Buch zufrieden? Haben Sie weitere Fragen zu diesem Thema? Wir freuen uns auf Ihre Rückmeldung, auf Lob, Kritik und Anregungen, damit wir für Sie immer besser werden können.

GRÄFE UND UNZER Verlag
Leserservice
Postfach 86 03 13
81630 München
E-Mail:
leserservice@graefe-und-unzer.de

Telefon: 00800 / 72 37 33 33*
Telefax: 00800 / 50 12 05 44*
Mo–Do: 8.00–18.00 Uhr
Fr: 8.00–16.00 Uhr
(* gebührenfrei in D, A, CH)

Ihr GRÄFE UND UNZER Verlag
Der erste Ratgeberverlag – seit 1722.

Umwelthinweis
Dieses Buch wurde auf PEFC-zertifiziertem Papier aus nachhaltiger Waldwirtschaft gedruckt.

Gedruckt auf Galaxi Supermat, exklusiv bei der Papier Union.

 www.facebook.com/gu.verlag

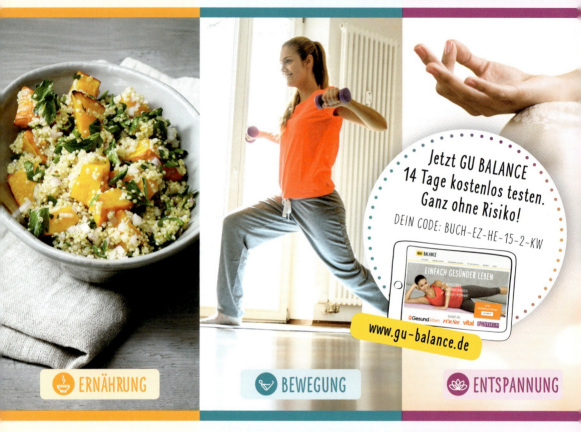